運動指導者が断言！

ダイエットは運動1割、食事9割

森 拓郎

Discover

運動指導者が断言!

ダイエットは運動1割、食事9割

プロローグ　運動すれば痩せると思っていませんか？

最近、太ってきたからジムに行って運動しなくちゃ！

こんな話をよく聞きます。

好きなものを食べたり飲んだり。怠惰な生活の結果、つまめるほどになってしまったお腹まわりやたるんできた体……。それをなんとか理想の状態に近づけるため、あらゆる運動が行われています。ランニング、水泳、エアロビクス、筋力トレーニング等々。

それは、運動すれば痩せる、と誰もが思っているからです。

もちろん、ダイエットのために一生懸命運動をすることをすべて否定するわけではありません。運動をすれば体脂肪がエネルギーとして燃焼されます。これは間違いないのです。また、運動不足であればその分体にエネルギーが溜まり、体脂肪が蓄積されやすくなります。これも間違いありません。

だから、運動すれば痩せる……とても単純なことなので、誰も信じて疑いません。

でも、果たして本当にそうなのでしょうか。

運動をとにかくがんばってダイエットを成功したという人はたくさんいらっしゃると思います。なかには優秀なパーソナルトレーナーの力を借りて理想の体を作り上げたという人もいらっしゃるでしょう。

しかし、今までの運動指導、ダイエット指導の経験を通して私が痛感しているのは、**ほとんどの人は、運動だけのダイエットでは結果を出せない**ということです。

「なぜこんなに運動をしているのに痩せないのだろう?」

「普段全然体を動かしていないから、走ったらどんどん痩せると思っていたのに……」

ダイエットのために運動を始めたのに、思ったほど効果が出なかったという人や、一生懸命運動をして痩せることができたが、運動が続かずやめたらすぐ元に戻ったという人も多いのではないでしょうか。

ダイエットは、自分の理想の状態を作ることが目標ではありますが、それをいかにスマートに達成することができるかということと、目標達成後に長期的にそれを維持するということが必要になってきます。

しかし、私は断言します。

ダイエットを運動だけでなんとかしようとするのは、ハッキリ言って無謀であり、非効率的である！　と。

身近な運動というと、最近では地方にもかなり多くなってきたフィットネスクラブ。都心部ではほとんどの駅ごとに存在し、ターミナル駅では大手フィットネスクラブがひしめいているということも珍しくありませんね。

多くの人がそこで仕事後や休暇に汗を流し、運動不足を解消しています。これは非常に良いことですし、ぜひ多くの人にこれからも通っていただきたいと個人的には思っています。

私は5年間フィットネスクラブに在籍し、運動指導者としてたくさんのクライアントを見てきました。

しかし、そこで見たものは、長く在籍しているのに痩せないクラブの会員様達。そして何より、そこで働いているのに痩せないスタッフ達でした。

運動をしに来る人と運動を教える人しかいないはずのこの施設。なのに、ダイエットに関しては、効率的な結果を出しているとは決して言えないのです。

もちろん、体のセオリーがしっかりわかっている人達は理想的なボディを作っていますが、そうではない人達がこんなにも多いのか、という状況が現実です。

フィットネスクラブ以外にも、DVDを使ったダンスエクササイズや、健康器具を使ったダイエット等、さまざまな運動方法が存在します。

1日たった5分の運動だから続けられる！　場所を取らないからどこでもでき

る！　等を謳《うた》い文句に販売される多種多様なダイエット商品。

結果が出た人も出なかった人も、今も続いているという人は恐らく皆無に近いと思います。ということは、理想の体を維持できていない人が多いでしょう。

それではダイエット成功とは言えません。


7年前、私は新卒で入社した会社を辞めた直後に上京し、フィットネス業界に飛び込みました。当時の私には、パーソナルトレーナーの仕事をしたいという目的があったからです。

パーソナルトレーナーとは、例えばダイエットをしたい、腰が痛い、スポーツのパフォーマンスを向上したいという人に対してマンツーマンで指導をし、その人にとって最適なトレーニングを提供することで、運動や体調改善などの効果を上げていく職業です。

たまたまフィットネスクラブのホームページで知ったこの職業に興味を持った私は、学生時代に長く陸上競技をやっていたこともあり、こういうことを仕事にしたいと思って上京し、まず自分が引っ越した家から一番近いフィットネスクラブでアルバイトを始めました。

多少の予想はしていましたが、フィットネスクラブに通ってくるほとんどの人の目的は「ダイエット」でした。なんとかして痩せたい、というのがフィットネスクラブの会員様達のニーズです。

その後私はパーソナルトレーナーになり、多くのクライアントを持ちましたが、やはりほとんどの人の目的がダイエットでした。フィットネスクラブでは、10～20キロの減量をされた人も何人かいらっしゃいましたが、正直、成果が出なかった人も多数いらっしゃったのです。

やがて多くのクライアントと接するうちに、その成果が出なかった人の傾向が見えてきました。

彼らは、**「好きな物を食べながら痩せたい」「食生活は変えたくない」「わかってはいるが、どうしても食べてしまう」という、食習慣に問題がある人ばかり**だったのです。

食生活の改善ではなく運動で痩せたいと思ってフィットネスクラブに入会してくるわけですから、当然と言えば当然なのですが、私は、そこをなんとかしたほうが良いのではないか？　とずっと考えていました。

というのも、リバウンドなしで理想のスタイルを維持している人は「前ほど太るようなものをほしがらなくなった」「食に走りそうな時に自制することができるようになった」など、過去のダメだった部分を理解し、どこをどうしたらいいのかを自身の性格を踏まえて受け入れている人達だったのです。これは、我慢ではなく許容というものです。

私は運動指導者という肩書きを持ってはいますが、ダイエットを「運動中心」で考えないようにしています。

もちろん、運動は必要です。依頼されれば運動指導を行います。

しかし、ダイエットの中心にくるのはあくまで食生活の改善であり、それを支えるためのメンタルも非常に大事です。

運動に関しては、それらのウェイトに比べれば非常に小さい。食とメンタルさえなんとかなれば、運動指導を省いても大まかな結果が出てしまうのです。

実際に、私のスタジオに来るクライアントにはそのように指導を行っています。

そして、**これまで何をやっても痩せられなかった、すぐリバウンドしてしまったという方々が実際に続々とダイエットに成功しているのです。**

今のような指導方針にすんなりとたどりついたわけではありません。最初は、自分が担当したクライアントの成果が出ないのは、運動指導の内容が良くなかったのだと思い、さまざまな効果があると言われるトレーニング方法を試したりもしました。

しかし、冷静にダイエットのメカニズムを考えたり勉強したり、トレーナー仲間や指導者として有名な先輩達に聞いてみたりするうちに、やはりそうだ！と確信したことがありました。

それが**「運動だけではダイエットの結果は出ない」**ということでした。

今では当たり前だと言えることに気付くのに、すごく時間がかかったのです。何せ、私は運動指導者ですから運動でなんとかしたいという気持ちが強かったこともあります。やってくるクライアントも当然、「運動で痩せたい」という人ばかり。

また、さまざまなダイエット商品の誇大広告に惑わされ、効果的な運動をすれば誰でも痩せられる、と知らないうちに思わせられていた自分がいたのも事実です。

これではプロの風上におけないどころか、素人と同じです。


人間の体の反応は、必ずしも机上の論理通りにはいかないものですが、**論理さえ間違っていなければ、当然上手くいくことのほうが多いのです。**

さまざまな研究がされているものから「本当に正しいもの」をピックアップし、その通りに実践できれば、ダイエットに関しては、もっともっと多くの人が結果を出すことができます。

にもかかわらず「簡単！　○○するだけ」「1日たった○分だけ」というような謳い文句や「たった1か月で10キロの減量！」という誇大広告に惑わされてしまい、正しいけれど地道なダイエット方法を選ばず、とにかく簡単で成果の出るダイエット方法に飛びつき、失敗するはめになるのです。

そうです。

あくまで広告のお話ですから、人を惹きつけるような誇張であって当然。そのせいで、良識ある一般人の感覚までがおかしくなってしまっています。奇跡のダイエット方法で自分も痩せられると思ってしまうことは、実は健康を害することにつながり、とても危険なのです。

本当に誰でも結果を出せるダイエットは、脂肪燃焼を促進するサプリメントや激しい運動、厳しい食事制限をすることではなく、**自分がなぜ今の体になってしまったのかを見つめ直し、その原因に対して適切にアプローチすることです。**

つまり、**食に対する向き合い方の問題**です。

現実は、その多くの人が、自分達の食生活の乱れに目をつむり、なんとか運動だけで痩せようと思ったり、簡単でシンプルな○○だけダイエット……といったものに惑わされたりしています。

「食生活を変えずになんとか運動だけで痩せる」

この考えがすでに食への問題を抱えていると言わざるをえません。

私は、誰にでもできないような難しいことを提案しているわけではありません。
なぜ自分は結果が出ないのか?を知れば、何をするべきなのか、何をしてはいけないのかも見えてきます。

本編からは、皆さんが、ご自身に当てはめながらダイエットと運動に対して持っている幻想を払拭し、結果の出るダイエットに取り組めるように、わかりやすく、適切に導いていきます。

森拓郎

目次

第2章 こんな生活があなたを太らせている！

第3章 食べて痩せる高N／Cレートダイエット

第1章

運動だけでは痩せられません!?

痩せるための運動はムダ⁉

なぜあの人はいつもあんなに運動をしているのに痩せていないの?という人を見たことはないでしょうか?

毎日近所でウォーキングやランニングをがんばっている人、フィットネスクラブに一生懸命通ってプールやエアロビクスのレッスン等に参加しているのに、一向に痩せず、スタイルも良くならない……。こういう人は少なからずいます。

また、DVDのダンスエクササイズやランニングを1、2か月がんばって痩せた! という人でも、結局しばらくすると元の体型に戻ってしまったということは多いでしょう。

ダイエットでは、摂取カロリーを消費カロリーが上回る状態をキープする必要があるのは周知の事実です。

ですから、運動をしても痩せられない人は、食べている分を運動量で超えることができていないわけです。

「あんなにがんばって動いているのになぜ？」と思うかもしれませんね。それが落とし穴なのです。

痩せない原因は、まさに単純。

単純に、「食べすぎ」です。

しかし、この原因を実は薄々わかっているのに、なぜかここで皆さんは「消費カロリーを稼いで帳尻を合わせよう」とするのです。

ここがひとつの失敗です。

失敗の理由はいろいろあります。

まず、食べすぎている状態に気付くことにさえ目をつぶってしまっているから。

今、口にしている食べ物がどれくらいのカロリーがあるのか、どの栄養素がどのくらいあるのかを理解して食べている人はかなり少ないでしょう。

毎日自分が口にしている食べ物がいったい何なのかを知らずに、ただ食べたいものをおいしく食べているだけでよいのでしょうか？

そのうえテレビで健康に良いと言われる食材や商品をプラスして食べ、健康になれた気になっているだけではないでしょうか？

そして、食のことには目を向けないで、お腹が空くまで運動すれば痩せると思ってしまっている（または思いたい）のではないでしょうか？

残念ながら、エネルギーの代謝の仕組みはそう単純ではありません。

これがいわゆるカロリー神話というものですが、実は５００キロカロリーを摂取した分、５００キロカロリーの運動で帳消しできるとは限らないのです。

本書では、これから挙げるカロリー計算さえもアテにならないということまで述べていきます。世の中にはカロリーのことさえ頭にない人もいますから、カロリーを参考にするのは悪いことではありませんが、カロリーを信じすぎると、帳尻が合わなくなってきてしまいます。

何度でも断言しますが、**あなたがもし太っているなら、その原因は、食生活であることがほとんどです。**

それにもかかわらず、運動でなんとかしようとしているのは原因に対してのアプローチになりません。むしろ逃げているということにほかなりません。

もう一度言います。

太っているのは食生活が原因。それなのに食べた分運動すればいいという甘えがあるのです。

運動すればするほど食欲が増す

そしてここがすごく重要なポイントなのですが、**運動というのは大して消費カロリーを稼げていないにもかかわらず、それ以上に達成感を感じてしまうという大き**

な落とし穴があるのです。

通常、体重50キログラムの人が時速8キロで30分間ランニングをすると、約200キロカロリーを消費すると言われています。この運動の後は、汗もかいてすごく達成感を得ることができます。

だから自分にご褒美として食べ物や飲み物をあげたくなったり、これだけがんばったんだから少しぐらい多く食べても大丈夫、となってしまうのです。

もう一度考えてみましょう。

ランニング30分で消費できるのは、たった200キロカロリーです。体脂肪1キログラムあたりで7200キロカロリーエネルギーを持っていると言われますが、これをもし毎日がんばっても1か月で6000キロカロリー。体脂肪は1キログラム分も減らないのです。

つまり、毎日30分ランニングをがんばってもこの程度ということ。

運動後の達成感から少し多く食べるとなると、200キロカロリー程度であれば、菓子パンひとつ、スナック菓子なら半袋で摂取可能です。

こんなに簡単に、運動した分がリセットされてしまいます。今日はたくさん運動したから、ビールを飲んでも大丈夫かなとか、ご褒美にいつも我慢しているチョコレートを少し食べよう、なんてことをしていませんか？

運動をがんばっているのに痩せない理由はこういうところにあるのです。

さらにダイエット失敗に拍車をかける方法に「ダメなら運動の種類を変えようとする」ことが挙げられます。

ランニングよりも水泳のほうが消費カロリーが多いという情報を得て、今度は水泳を始めるという方も多いですね。

水泳に変えても消費カロリーは毛の生えた程度にしか変わりません。

水泳は泳法や人によって、またスキルによっても異なるのですが、クロールを30分泳ぎ続けてだいたい250キロカロリー程度です。まあ、これなら毎日泳げば1か月で1キロの体脂肪を落とすことができるかもしれません。

しかし、毎日泳げる環境と時間があればの話です。そして、水泳をやったことがある人は皆さんご存じでしょうが、水泳をした後はものすごくお腹が空きます。運動後の達成感はランニングの比ではないかもしれません。

これはつまり、運動強度が上がった分、食への欲求が増してしまうということなのです。

だんだんご理解いただけてきたのではないかと思いますが、運動によってカロリーを消費すると、体のメカニズム上、カロリー摂取に対する欲求は上がります。当然のことです。

人は食べ物を食べれば食べるほど、食べたいという欲求が強くなっていきます。

運動をしているという安心感や、運動直後の達成感は、あなたが痩せるために抑えている食への欲求を余計につらい状態へ追い込んでいるということです。

つまり、普段食べすぎてしまっているために すでに高まっている食欲を抑えてダイエットしなければならないところに、**運動をすることでさらに食べたい欲求を強めるという、地獄状態を自分で作り出しているのです。**

基本的にダイエット指導者は適度に食欲を抑えられていますから、どうしても食べてしまう人の気持ちが理解できません。

「お菓子はやめましょう」

「お酒を控えてください」

「極力、体を動かしましょう」

こんなことは誰でも簡単に言えます。

どうやったら痩せるかなんて実は本人もわかっている……だけどできない、というのがダイエット難民なのですから、指導する側ももう少しその気持ちを理解して、やれる分だけやってもらうように自然と仕向ける努力が必要です。

私の経験上、痩せたいと考える人は、できるだけ短期的に結果を出したがる傾向があります。その気持ちから、やはり運動の量や強度を極端に増やしてしまうことが大いにあります。

つまりこの方法だと食への欲求がピークに達しますが、短期的ならばがんばれてしまうため、食事制限も極端になります（毎食こんにゃくや、ところてんといったローカロリーなものしか食べない、等）。

運動しても体脂肪が燃えない皮肉

さて、こんな生活が1、2か月も続くでしょうか。続くわけがありませんよね。続ければ2、3キロの体重は落ちるでしょうが、待っているのは「リバウンド」です。

運動で体内のエネルギーを消費できるということに間違いはありません。カロリー消費量が上がれば、体脂肪が燃やされます。

しかし、体脂肪というものは備蓄型エネルギーですから、すぐには使われないようにできています。

ですから、強度の高い運動を行ったり、短期的に痩せようとがんばって運動をしても、その際に消費しているエネルギーのほとんどは肝臓や筋肉に蓄えられている即効型エネルギーであるグリコーゲンと言われるものです。つまり、糖質です。

そして、糖質が使われると私達の体は早くそれを元の状態に戻したがるので、**運動をすると糖質がほしくなります。**ご飯やパン、麺類といった炭水化物です。お菓子も糖質が豊富ですから同じです。

格闘技やボディビル等の減量を行うスポーツ選手は、この糖質への欲求に耐えうる精神力がとてつもなく強い上に、試合という目標があるため運動をしながら極限の食事に耐えられます。

ですが、一般の人達がこのような確固たる目的を持ってダイエットをしているかと言ったらそうではないでしょう。唯一張りあえるとしたら、結婚披露宴を控えた女性くらいではないでしょうか（笑）。

どちらにせよ、短期的にそれが行えたとしても、良い状態を継続できなければ意味がありません。

試合やコンテスト、大事な時にはバッチリのスタイルを作れるが、その後はひどいことになる……という人もかなり多いですから、がんばって耐えるということは肉体的にも精神的にもおすすめできません。

というわけで、運動をメインに考えるダイエットは、強い精神力と短期的な結果を求めている場合を除き、長期的には向かない方法だ、ということをご理解いただけましたでしょうか。

食べた分だけ動けばいいという考えは（まったくの間違いではありませんが）、現実的に見てイバラの道ということです。

本当のダイエットとは、そんなにつらくはありません。食事を制限するのではなく改善していくことが大切なのです。

有酸素運動は時間効率が悪すぎる

脂肪燃焼のための運動の王道と言えば、有酸素運動が挙げられますね。有酸素運動は文字の通り、酸素を利用して体内のエネルギーを消費する運動のことを言います。

この運動は、長い時間をかけて行うことができる強度の低い運動であればあるほど、酸素を使う効率、つまり有酸素性が高まります。

逆に短時間しか行えない強度の高い運動は無酸素運動と定義されます。

有酸素運動は、ウォーキングやランニング、水泳やエアロバイクという運動の種類だけで定義されるものではなく、運動の強度と時間によって、それが有酸素性の高い運動か、無酸素性が高いかが定義されます。

簡単な例で言うと、ウォーキングとランニングでは、ウォーキングのほうが運動強度は低く、ランニングより長い時間行えるため、より有酸素性の高い運動となります。

ランニングとダッシュであれば、ランニングのほうが有酸素性の高い運動になりますね。ただしランニングもペースが速くなれば当然無酸素性が高くなり、運動強度が高くなる分、長時間行えなくなります。

5キロを全力で走るペースで42キロのフルマラソンが走れるでしょうか？ 当然走れませんから、5キロを全力で走るペースとフルマラソンを走るペースを比べると、フルマラソンを走るペースのほうが有酸素性が高くなければいけません。

さて、その基本を考えあわせてみると、**運動不足気味の人がランニングでゼェゼェハァハァ言いながら走っている状態は、酸素が足りなくなっている状態ですから有酸素運動というよりは無酸素性が高くなっています。**

ゼェハァ言いながら長時間運動はなかなかできません。長時間運動をしたければ、息を切らさないで運動したほうが長持ちします。

つまり、より有酸素運動としての効率を上げるためには、息が切れない程度の運動をしなければいけないということです。

そうなのか。では、ランニングよりウォーキングのほうが、ダイエットには適しているんだ、という答えが導かれるところですが、ここでまた問題がひとつ。

有酸素運動としての効率が上がればたくさん体脂肪が燃える……と思いがちですが、それはあくまで脂肪燃焼の効率が上がるという意味であり、長い時間の運動が可能になるということではありますが、**運動の強度が低ければ、その分運動量が減ってしまいます。**

体脂肪が燃えやすいと言われている有酸素運動でさえ、使っているカロリーの約半分は糖質と言われます。

先ほどランニングは30分で２００キロカロリーの消費カロリーとお伝えしましたが、実は体脂肪がすべてエネルギーとして使われているのではなく、だいたい半分が糖質で、残り半分が脂肪をエネルギーとしているそうです。燃焼効率が良いと言われていても、その程度ということです。

そしてランニングよりウォーキングのほうが脂肪燃焼効率は上がりますが、運動量としては減ります。

ウォーキングは30分で約100キロカロリー程度。ランニングの半分の消費カロリーと言われていますから、ウォーキングがいかにランニングより体脂肪を効率的に消費している運動といえども、2倍の時間をかけなければ、ランニングよりも体脂肪を燃焼しているとは言えないことになります。


いかがでしょう?

消費カロリーの少ない有酸素運動だけで体脂肪1キログラム=7200キロカロリーを減らすというのがどれだけ至難の技なのか、ご理解いただけるかと思います。

もちろん、コツコツと続けていけば体脂肪は少しずつ燃焼されます。

ただし、**即効性を求めてまとめて長時間行ったり強度を高くしたりすると、食べたい欲求が爆発し、リバウンドを招きやすくなる**ことは前述した通りです。

以上のことから、**有酸素運動は体脂肪を効率的に燃やせるというよく知られた事実だけでなく、ダイエッターにとってはかなり時間効率が悪いもの**だという、もうひとつの事実が見えてきました。

体脂肪の燃焼効率を上げるためには、運動強度は低いほうが良い。しかし、強度が低い分、効果を出すために運動時間を長く取らなければいけません。

つまり、ウォーキングでたった２００キロカロリーを消費するためだけに大事な時間を1時間も割く必要があるわけです。

もちろん、1時間歩くための前後の時間も必要です。普段の生活で、毎日そんな時間を作ることは容易ではない人が多いでしょう。

早起きして早朝にやってみたり、仕事が終わって家に帰ってからやってみたり……。最初は大丈夫かもしれませんが、歩くのが楽しいだとか、よほどモチベーションが保てなければ、毎日できるという人はそう多くはないと思います。

痩せるために、楽しくもないことをイヤイヤずっと続けることができるかというと、それはつらいでしょう。

いくらダイエットと言っても、そこに楽しみがなければ、継続はしづらいのです。

市民ランナーが痩せられない理由

余談ですが、最近はランニングブームで、走ることが非常に身近になり、都内であれば皇居付近や公園等、ランニングコースにたくさんランナーが走っています。通勤ランをしている人も見かけます。運動習慣がつくということはとても良いことだとは思います。

しかし一方で、ランニングをしても痩せないという人が多すぎるようにも感じます。あなた自身やあなたの周りの市民ランナーはどうですか？　痩せていますか？

実は、有酸素運動は「クセになる」という弊害もあります。ランナーズハイとい

■図 1

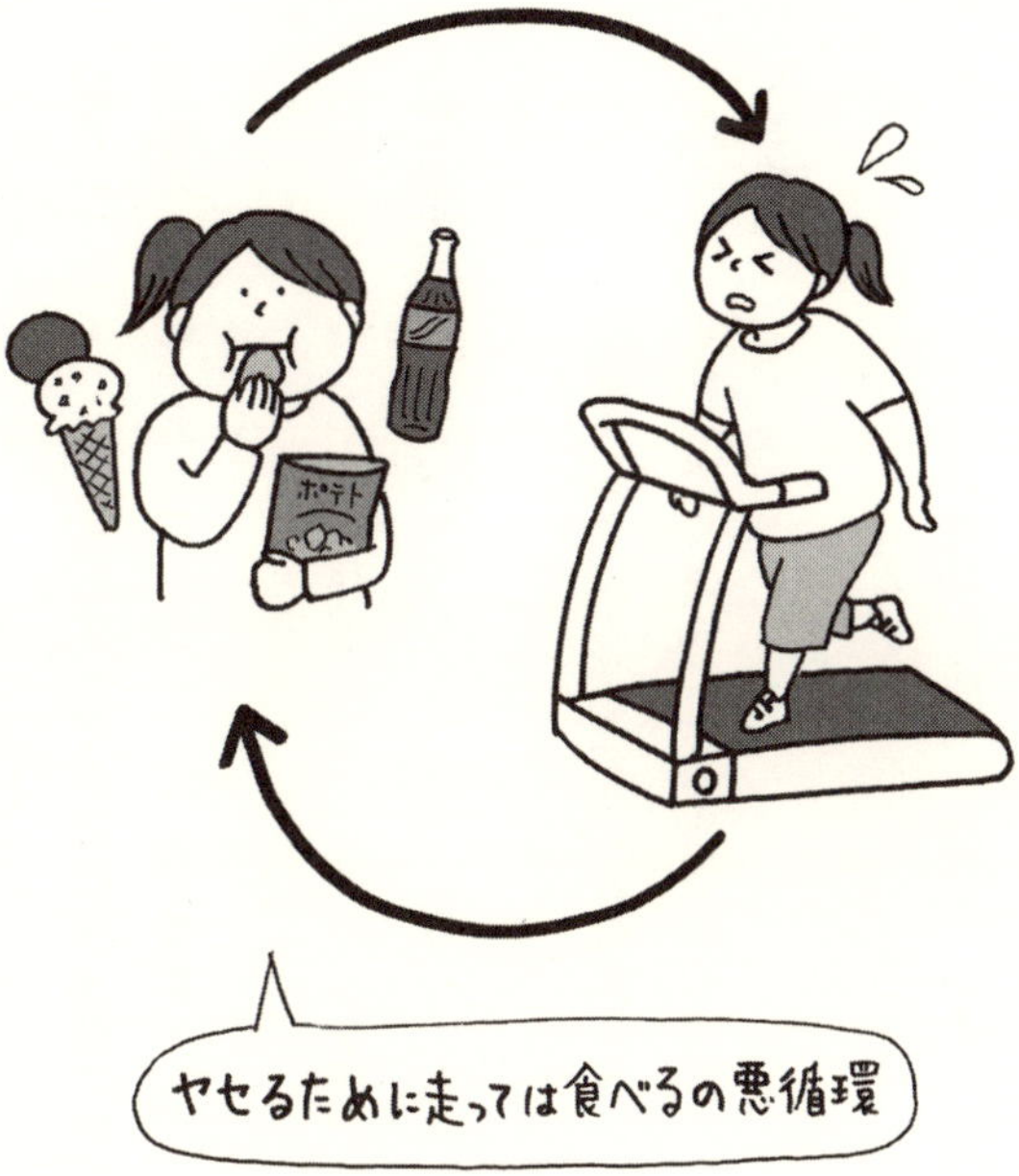

う言葉を聞いたことがある人は多いと思いますが、長時間運動すると脳内でエンドルフィンという神経伝達物質が分泌され、気分が高揚してきます。

これはランニングだけでなく、ほとんどすべての有酸素運動で同じ傾向があり、一度経験すると、中毒のようにそれを求めるようになります。

運動が習慣化していると思いきや、依存症によって運動しないといられないようになり、それにつれて食生活のコントロールもきかなくなり、食への欲求が抑えられない、というパターンが生じます。

実はこれ、痩せないフィットネスクラブの常連会員の人達に多いのです。運動に割く時間は多く、運動が楽しいからたくさんできる！　でも困ったことに、効果が出ないというケースです。

有酸素運動も、やればやっただけ体脂肪が減って痩せていくことができると思いがちですが、実際に燃焼されている体脂肪の量や普段食べているものがどれだけ体脂肪として蓄えられているのかということまで考えると、案外計算通りにいかないことがあるのです。

ランニングは活性酸素が溜まるからやめたほうがいいとか、逆に不健康だとまでいう極端な考えもありますが、私はそこまで否定するつもりはありません。ランニングが楽しいという趣味レベルで行うことはとても良いことだと思います。

しかし、食べた分をランニングで帳消ししようという考えはあまりおすすめできません。それは、たいていの場合、食に関する問題をクリアできていないからです。

手軽に始められる有酸素運動ですが、実は体脂肪の燃焼は有酸素運動をしなければできないわけではありません。おすすめしているわけではありませんが、**極論を言えば有酸素運動を1秒もしなくても痩せることは可能なのです。**

筋肉が増えてもさほど代謝は上がらない

最近のダイエット・キーワードでよく耳にするのが「基礎代謝」という言葉。**基礎代謝量とは、1日何もせずに寝ているだけの状態でも消費するエネルギー量を言います。**

つまり、私達が生命維持のために、内臓を動かしたり、血液を流したりしている無意識の活動は基礎代謝量に含まれます。

なかでも定説のように言われるのが、筋力トレーニングをして筋肉を増やすと基礎代謝が増えて、同じ生活でも脂肪燃焼されやすい「痩せ体質」になるという話。

これも間違ってはいませんが、過信しすぎることが良くないと私は考えています。

中性脂肪が分解されて脂肪酸になり、最終的に代謝されるところは体内のエネルギー工場であるミトコンドリアという細胞ですから、筋肉活動を起こしてミトコンドリアを活発化させれば、体脂肪は必然的に燃えやすくなるでしょう。

しかし、最近では「基礎代謝量を上げる」という言葉がダイエットを成功させる魔法の言葉になって、筋トレだけでなく、ストレッチやマッサージ、整体などの矯正施術までが「基礎代謝量を上げる」と謳っています。

果たして、基礎代謝量が上がって痩せることは可能なのでしょうか？

恐らく効果が出ている人もいらっしゃることとは思います。とはいうものの、ダイエットと並行して基礎代謝量を上げる工夫をプラスアルファで行うことは大変良いのですが、「基礎代謝量アップ」だけで痩せようとしたら、かなり効果が出にくいはずだというのが正直な感想です。

というのも、かつて言われていた基礎代謝量の内訳は、約40％を筋肉が占めていて、残り60％が内臓だと言われていました。普段、私達は意識的に内臓を動かすことはできませんから、基礎代謝量の約半分が意識的に動かせる筋肉であるということは、それを鍛えることで効率的に基礎代謝量を増やすことができて、さらには普段の運動での活動代謝も増えることから、筋肉量を増やすことはダイエットの基本と言われるようになっていました。

代謝を上げても体重は減りません

しかし、**残念なことに、最新の研究データでは基礎代謝の40%と言われていた筋肉の割合はなんと18%に変わっています。**そして、内臓の割合が80%。肝臓や脳、心臓と言った**内臓による代謝が基礎代謝の大部分だということ**です。

そもそも、筋肉を1キログラム増やすのはかなりの至難の業です。有能なボディビルダーでさえ、純粋に筋肉量を1、2キロ増やすのに1年近くを要するとも言われます。

そして、そんなにがんばって1キロ筋肉を増やして増える基礎代謝量は15〜45キロカロリー程度です。たったそれだけです。

一般的な女性の基礎代謝量が約1200キロカロリー。男性で約1500キロカロリーと言われています。

ここに活動代謝が足されて1日の消費カロリーが算出できるのですが、1日の消費カロリーは女性で約1900キロカロリー。男性で約2400キロカロリーです。この数字に数十キロカロリー程度が足されることに、そんなに大きな意味があるとはどうしても思えません。

もちろん、トレーニングを根本的に否定するのではなく、**「基礎代謝量アップ」は魔法のダイエット法ではない**ということを言いたいのです。

トレーニングを行うことで、体脂肪燃焼のための成長ホルモンおよびアドレナリン分泌や、普段の活動代謝を引き上げられるなどの効果はありますが、基礎代謝量を上げて普段から痩せやすくなる、ということは非現実的です。

もしそうであれば、筋肉より、代謝の80%を占める内臓機能を高める努力をしたほうがよほど効率的と言えますし、**何より食事でのカロリーの摂り方を考えたほう**

が時間的にも体力的にも経済的にも余裕が出るでしょう。

ここまでは、カロリー消費＝脂肪燃焼というような言い方をしてきましたが、実は本書の後半では、そのような考えさえも崩してしまって、**本当に体脂肪が燃えるというのはどういうことか知っていただきたい**と思っています。

ですから、筋肉を増やして基礎代謝を上げると効率的に痩せられるという考えは捨てていただきたいのです。嘘ではありませんが、固執する必要はないということです。

運動するとストレス過多になる

最近のダイエット運動の王道は、筋力トレーニングを行って基礎代謝量をアップさせ、さらに体脂肪を燃焼するホルモンを分泌。脂肪燃焼率が良くなった状態で、さらに有酸素運動を行うことにより、効率的に体脂肪を燃やすことができるというものです。

確かにこの方法は確立されていますし、ダイエットのための運動であれば間違いない考え方でしょう。この通りにやればダイエットのための運動は恐らく完璧に近いのではないかと思います。

しかし、私はこれをやっても上手くいかない人達をたくさん見てきました。

思ったように結果が出ないどころか、何より続かないのです。

すぐに結果が出なくても、続けていくうちに効果が望めると思うのですが、それさえもできないという人がとても多いのです。

続かなかったクライアントは、ダイエットをする意志が弱かったのでしょうか。

もしかしたらそうかもしれませんね。でも、クライアントのせいにするだけなら簡単ですが、なぜ続かないかを真剣に考えてみました。


これは私の持論でもあるのですが、結局途中でやめた人は「ダイエットをしている意識を持っているからやめた」という結論にたどり着きました。

つまり、運動をしている自分を非日常に置いてしまっているということが、長続きしない理由だということです。


はじめにも言いましたが、太ってしまう原因は食生活の乱れであることがほとんどなのです。そして、ダイエットのために普段の生活リズムを崩してまで無理矢理時間を作り、イヤイヤやる運動を組み込む。

すると、どうでしょうか。

フィットネスクラブに入会すると、多くの人は仕事終わりか休みの日に利用します。滞在時間は、筋トレや有酸素運動、着替えやシャワーの時間を入れると、だいたい3時間程度。

3時間――かなり大きな時間だと思いませんか？

張り切る人ほど3か月でやめるフィットネスクラブ

フィットネスクラブに入会した直後の会員様は、たいてい最初の1か月目は張り切って週に何回も来館します。そして、2か月目には来館数が極端に減り、だいたい3か月以内に退会――という流れです。

これは最初に張り切って通い過ぎるところに退会の原因があるのではないかと思うのです。運動がとても楽しいと思えれば、それは続けるきっかけになりますし、ストレスにもならずに長く続けることが可能です。しかし、こうもほとんどの人の運動が続かない理由は、**運動が全然楽しくないからにほかなりません。**

実は**私はフィットネス業界にいながら、運動をすることがあまり好きではない**という珍しい人間です。私のような運動嫌いな人間にとっては、フィットネスクラブで重りのついた筋トレマシンを動かして自分の体を痛めつけて追い込んだり、景色の変わらないベルトコンベアの上で**ハムスターのように走り続けたり、という生産性の無さに、楽しさのカケラも感じないことのほうが、むしろ正常なのじゃないだろうか**と思うのです。

ところが、基本的にフィットネス業界に身を投じている人間は、運動好きの人達が多いので、とにかく運動の楽しさを伝えたがっているという点に私は問題を感じます――運動嫌いの人間にとっては、これほど苦痛なことはないというのに。

そんなことはない！　運動はこんなに楽しいんだ！　ということを押し付けている以上は、この業界がさらに発展していくことはないと、蛇足ながら私は思っています。

もう一度冷静に考えて、皆さんの目的は何だったでしょうか。
そうです。ダイエットです。無駄な体脂肪をなくしたいというのが目的ですね。

そのために何がベストかを考えることが重要です。
「今ダイエットをしている！」という意識を持っての運動は、実はストレスなのです。普段の生活において、体脂肪を効率的に燃やしていくための運動をする時間が十分にある人や、時間があったとしてもそれを楽しく続けられる人というのは、ほとんどいません。

つまり、あらゆる運動をするために要する時間が、ストレスとなるのです。

そもそも、痩せるために運動をするという人には、運動をこの先一生続けていきたいという気持ちはほとんどありません。だから続かないのです。

まして、普段運動しなくても食欲旺盛な人が、運動をすることで余計に炭水化物や甘い物を食べたくなってしまうという地獄のストレスも一緒に合わさるわけです。

この耐えがたい地獄の修行を克服できれば、理想の体を作ることができるのでしょうが、これがまったくつらいと感じずむしろ楽しいという人は、そもそも太ることがあまりないのではないかと思います。

ダイエットに必要なのは、正しい知識とそれを維持する気持ちです。

運動を中心にしたダイエットはストレスになる人が非常に多いのですから、自分がそうだという人は、運動は張り切りすぎずに、適正な量をできる範囲でしか行わないことが、ダイエットを継続させる秘訣になるのです。

まずは完璧主義にならないこと。多少の失敗などを気にしないという図太い気持ちで長く続けていけば、結果はついてくるものです。

いきなり高い塔を建てようとせずに、地道に足場を整えてからなかなか崩れない塔を作っていく気持ちでいるのが良いでしょう。

ダイエット成功者は食事で痩せている！

ここまで、運動によるダイエットに否定的なことをずっと書いてきました。

しかし、こういうことを言っていると「いいえ、私は運動で痩せました！」という人が出てくると思います。

中には、○○体操だとか、○○だけダイエット等で結果が出た人もいるでしょう。

もちろん、それで効果が出た人はそれで良いと思うのです。

問題は、運動をちょっとがんばれば痩せると思っていたり、なんでこんなにがんばっているのに痩せないんだ？　と悩んでいたりする人が多いこと。

結論から言えば、**体の痩せるメカニズムを考えると、食事のコントロール以上に効率的なダイエット法はありません。そこに必要な分の運動を足すという考えが適**

切です。

巷のダイエット本を手に取ってみると、ある特別な運動法の説明をしていても、食事についてもいろいろ書いてあるものがほとんど。

それはもちろん、提唱する運動法をやっても、食べすぎていれば当然ながら体脂肪は落ちないからです。

運動することによる水分量の変化で、体重が2キロほど前後することは誰でもあります。ダイエット初心者では運動した直後の体重測定で「2キロ痩せた！」などと喜ぶ人もいらっしゃいますが、これは体脂肪が2キロ燃焼されたのとは意味が全然違います。もちろん、筋肉を少し刺激すれば、引き締まるので、それで見た目が細く見えるという効果もあるでしょう。

ですが、本当に運動だけやっていれば、食事をコントロールせずみるみる体脂肪が落ちて痩せるというのなら、例えば相撲取りやプロレスラーはどうなのでしょうか？

彼らの筋肉量がとても多いということは誰もが知っていることだと思います。しかも男性ということで、痩せやすくなるために必要な基礎代謝量はかなり高いはずですよね。そして彼らは一般人が到底できるはずもない運動量を毎日のようにこなしているわけです。

なかにはすごく引き締まってスタイルの良い人もいますが、基本的にお腹が全然引き締まってはいない、ほっそりはしていないという選手は多いですよね。

これは防御や競技の特性のためにそうしているという理由がありますし、それがダメだということではありませんが、彼らがそういう体型をしているのは当然運動量よりも食べているからにほかなりません。むしろあえてそうしているわけです。

アスリートでさえ運動では痩せられない

そして、競技上、減量が必要とされる選手などは体脂肪を落とすために食事をコントロールしなければ、減量に成功しないのです。

減量で、食事をコントロールしていない運動選手なんて見たことがありません。それこそ、○○体操でみるみる痩せるのであれば、選手もみんなやっているはずですよね。これが、男女差だとかいうのは大して関係ありません。なぜなら、女性の運動選手でも同じことが言えるからです。

基礎代謝が一般の人達よりもかなり高いレベルにある運動選手達でさえ、食事をコントロールしなければ、体脂肪を燃やすことはできないのです。

いや、運動をしているからこそ、食事を変えなければ変化しないとも言えます。

テレビや雑誌で見る誇大広告は、しばしば「○○だけ」と紹介されていますが、必ず「効果には個人差がある」と小さく書かれています。たとえ、その方法で結果が出たという人にしても必ず食事のコントロールを並行させて痩せています。

食事のコントロールをまったく無しに、5キロも10キロも体脂肪を落として痩せることなど非現実的であり、成功させるのは非常に難しいということは、ご理解いただけましたでしょうか。

第1章まとめ

◎太っているのは単に食べ過ぎ
◎食事を変えないかぎり、リバウンド地獄
◎有酸素運動だけでは痩せられない
◎楽しく続けられない運動はストレスの元

第2章

こんな生活があなたを太らせている！

炭水化物を減らせば痩せるのか？

太っているという人の中で、炭水化物を摂りすぎていないという人は恐らくほとんどいないでしょう。

三大栄養素という言葉を誰でも一度は聞いたことがあると思いますが、タンパク質と脂質に続いて炭水化物もそのひとつです。

炭水化物は、すなわち糖のことです。

本書では統一しておきたいのですが、糖とはブドウ糖（グルコースともいいます）のことです。

ブドウ糖は、人間の唯一のエネルギー源と言われています。これがなければ、脳や筋肉を働かせるためのエネルギーを作り出すことができないのです。

そんな炭水化物は、食品でいうとご飯やパン、麺類が代表的です。それ以外にお菓子などの甘い物もそうですし、果糖という番外編も入れれば果物も同じ部類に入ります。

このエネルギーの源を摂りすぎると、単純に体脂肪として体に取り込まれやすくなります。ですから、**痩せたい人がまず気をつけるべきは、お菓子、お酒、ジュース、ご飯、パン、麺、果物等の摂取の仕方なのです。**

このへんまではなんとなく知っているよ、という人は多いですね。とにかく炭水化物を減らすことが大事だからと、ダイエットとなればとりあえずご飯を抜くことから始める人の多いこと多いこと！

もちろん、これは早急に結果が出る方法です。砂糖は悪魔の食べ物だと言われているくらいですから、炭水化物を減らすことは悪いことではないように思えます。

しかし、本当にそうでしょうか？

ここで一度、糖についてきちんと知っておきましょう。

恐ろしい低血糖スパイラル

私達の体には血液が流れていますが、エネルギー源である糖は、その血液が流れる血管の中を血糖として全身に運ばれていきます。

この濃度のことを「血糖値」といいます。この血糖値は、炭水化物を食べて消化吸収された後に上昇するのですが、摂取した量だけ上昇するようになっています。上がった分の血糖は「インスリン」というホルモンが正常値まで下げてくれるようになっているのですが、このホルモンも、どれだけ血糖値が上がったかによって分泌する量が変わってきます。

その血糖値が上昇する糖の吸収の速さを示したものが「GI値（グリセリック・インデックス）」という数値です（図2）。

■図２　GIグラフ

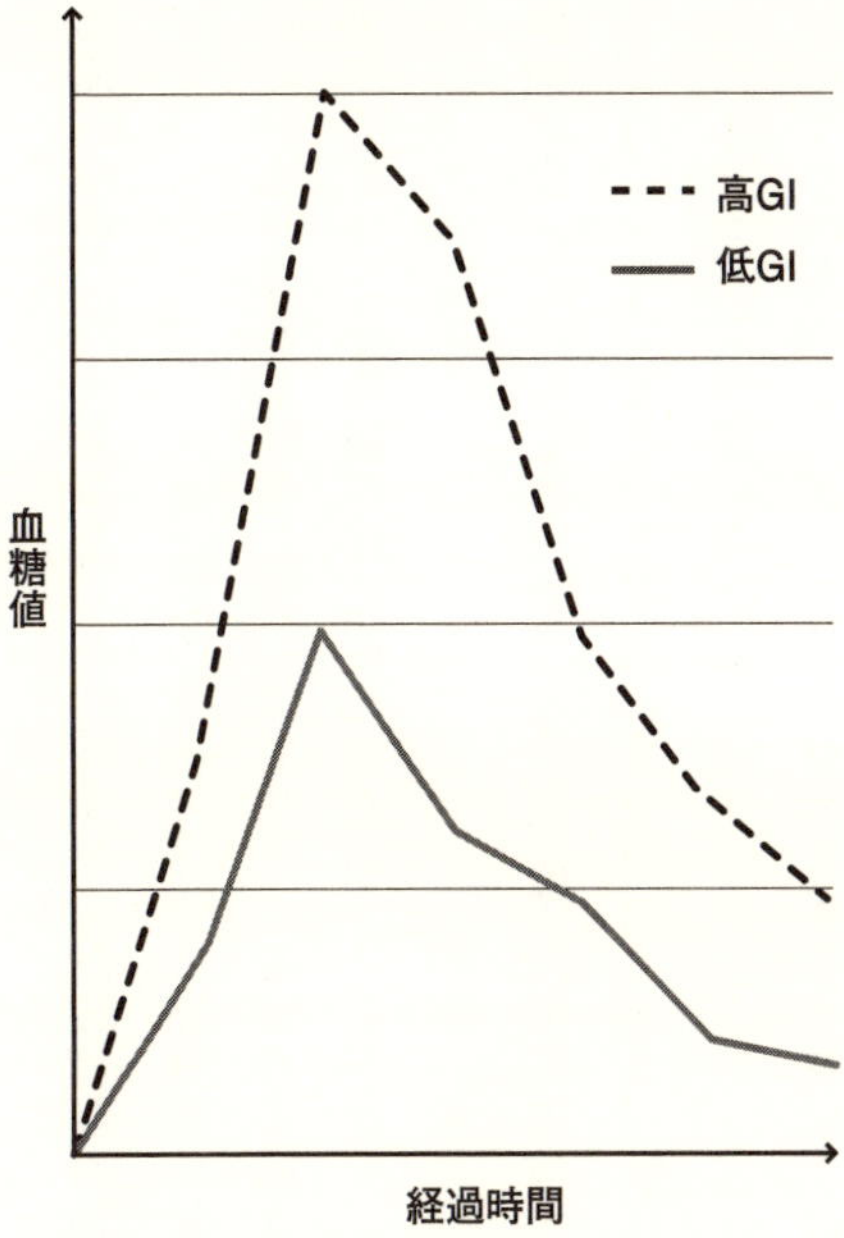

食べてすぐに血糖値が上がるのが高GI食品、
上がりにくいものが低GI食品です。

例えば、ブドウ糖はこの数値が１００とされていて、食パンであれば91、白米は88というように血糖値の上昇と相対する値として知られています（図３）。

なぜ吸収の速さがそんなに大事なのかというと、先ほどのインスリンが鍵になってくるからです。インスリンは血糖値の上昇に伴って膵臓《すいぞう》から分泌されるのですが、通常は上がった分を正常な血糖値にまで戻してくれるように働き、**上昇したところから正常値まで下がった分の糖を体に蓄える**という仕事をしてくれています。

しかし、困ったことに、ＧＩ値でいうと数値が70以上に該当する糖の吸収の早い高ＧＩ食品が体に入ってくると、瞬間的に血糖値が上がり、脳は血糖が上がりすぎた！と判断し、インスリンを急いで分泌します。

こうなるとやっかいなことに**インスリンが出すぎて正常以下の血糖値まで下がってしまうことがあるのです。**

つまり、血糖値を上げるために食事をしたのに、それによって逆に低血糖に陥り、また何か食べたくなってしまう、という「低血糖スパイラル」にハマってしまうと

■図3　主な食品のGI値

穀類・パン・麺類	GI値	野菜・芋類・豆類	GI値	砂糖・菓子類・飲料	GI値
				キャンディー	108
				上白糖	99
フランスパン	93			黒砂糖	98
食パン	91			チョコレート	91
白米	88	じゃがいも	90	はちみつ	90
うどん	80			スポンジケーキ	89
				せんべい	89
もち米	80	ニンジン	80	こしあん	80
赤飯	77			つぶあん	78
ベーグル	75	とうもろこし	75		
コーンフレーク	75	やまいも	75		
スパゲッティ	65	カボチャ	65	カステラ	69
		さといも	64	アイスクリーム	65
そば	59	栗	60	ポテトチップ	60
ライ麦パン	58	ぎんなん	57		
玄米	55				
五穀米	55			チョコレートケーキ	48
発芽玄米	54			ココア	47
全粒粉パン	50	えんどう豆	51	ゼリー	46
全粒粉パスタ	50	さつまいも	48	コーラ	43
中華麺	50	豆腐	42	スポーツドリンク	42
黒米	50			オレンジジュース	42
赤米	49			日本酒	35
ハトムギ（生）	49			ビール	34
オールブラン	45	納豆	33	ワイン	32
春雨	32	インゲン豆	30	焼酎	30
		枝豆	29	ブラックチョコレート	22
		豆乳	23		
		ほうれん草	15		

いうことです。

シュガーホリック（砂糖依存症）という依存状態になると、血糖値の振り幅が大きくなり、血糖値が低くなると集中力が散漫になったり、イライラしたりするなどしてキレやすくなったり、うつの原因になったりすると言われています。

今回は肥満の原因として取り上げていますが、もちろん、それ以上に血糖のコントロールが平常を保てなくなると、いよいよインスリンが分泌できなくなって**高血糖の状態がずっと続く糖尿病**になってしまいます。

高血糖の状態は、血管に負担をかけ動脈硬化のもととなり、さらに脳梗塞や脳卒中、心筋梗塞などの合併症へとつながります。

考えずに食べると誰もが糖尿病に

ダイエットレベルの話であれば、こんな病気までは……と危機感がない人が多いのがとても残念なのですが、日本では年々糖尿病患者は増えているのが現状です。

つまり、**普通においしいと思うものを、何も考えずに好きなだけ食べていれば、誰でも簡単に糖尿病になる環境にある**ということを知っていただきたいのです。


特別、お酒を飲みすぎているとか、甘いものを食べすぎている人がなっているわけではなく、普通に売られている食べ物や外食で、健康のことを何も考えずに生活をしていると、だんだん血糖値は理想値より高いレベルになってしまうのです。

それぐらい私達を取りまく食の環境は最悪の状態だということです。


白米ならまだマシとしても、パンや麺類、お菓子や清涼飲料水、お酒など、皆さんが通常に口にしている糖はほとんどが精製されたものです。そして、人類がこのようなものを食べるようになりはじめたのも、たかだか1万年前。40万年といわれる人類の歴史からすればほんの最近なのです。

ですから、高度に精製されたものを上手く処理できるほど進化していない私達の体はそれらに対応できていないというのが現状。高血糖になったらインスリンを出す、という流れを体内で何度も何度も繰り返しすぎているのです。

じゃあ、炭水化物を一切カットすればいいですね！ということで流行ったのが低炭水化物ダイエット。

もちろん、現状より炭水化物を少し減らすことはダイエットに効果があるかもしれません。しかし、ダイエットにそれなりに成功しても、リバウンドを繰り返している人のほとんどは、極端なことをしています。

どういうことかというと、以前まで高いレベルだった糖を、ダイエットを始めるといきなり全部カットしてしまうということです。

そうすると今度はどうなるでしょうか？

シュガーホリックに陥っていた人がいきなり糖を全部カットすれば、当然禁断症状が現れ、ものすごい倦怠感に襲われます。それをいったん乗り切れば、しばらくは継続できますが、私の経験上、多くの人は2か月前後でやめてしまいます。待っているのは当然リバウンドです。結局、振り幅をより大きくしてしまっただけということになります。

また、極端な低炭水化物ダイエットを長期的に続けると、これも脳梗塞や脳卒中のリスクが高まるという研究結果もありますので、**大事なのは今の自分の摂取量と摂取している種類を見直し、なるべくＧＩ値の低い炭水化物を摂取する**、ということを覚えておきましょう。

GI値パラドックス！ ニンジンで太る？

ＧＩ値の話の続きです。65ページのＧＩ値の表（図3）を見ていただくと不思議なことに気付くと思います。というのは、一番左の行の穀類についてはは良いのですが、中央の野菜や右の加工食品類などのＧＩ値については、意外なものが高かったり、低かったりするのです。

特に、コーラ43、スポーツドリンク42、ビール34など、非常にＧＩ値が低いですね。ＧＩ値だけを頼りにしていると、血糖値が上がらないと思ってこれらを安心してガブ飲みしてしまう……なんてことになりかねません。

ＧＩ値だけを頼りにするのは非常に問題なのです。まずはＧＩ値をどうやって測定しているのかを知らなければいけません。

ＧＩ値は、食品から炭水化物を50グラム摂取し、その血糖値の上昇度合いをブドウ糖を100とした場合の相対値で表すとしています。

GI値 ＝ 「試料」摂取時の血糖値上昇曲線の面積）÷「ブドウ糖」摂取時の血糖値上昇曲線面積 × 100

これがGI値の求め方ですが、「面積」と書いてあるのがわかりますか？ この数値は面積で求めるため、血糖値の上昇がゆっくりでも、時間をかけて上昇する場合は高い数字が出て、短時間で血糖値が急上昇したとしても、急下降すれば低い数字が出てしまうのです。

つまり、液体で糖質が多く含まれるようなコーラ、スポーツドリンク、ビールといった飲料は、急上昇急下降してしまうため、GI値は低く出てしまうということです。

それからニンジンやカボチャ、ジャガイモなど自然の食物のGI値が高いため、ダイエットには向かないから食べるのを避けましょうとおかしなことを言う人が時々います。

本当にニンジンの食べすぎで太った人がいるなら会わせてほしいものですよね。

これは測定時の試料の問題です。この場合、日本では白米、アメリカでは白パンのブドウ糖を基準に測定をしているようで、白米のブドウ糖50グラムだと、だいたいお茶碗に1杯くらいですが、ニンジンのブドウ糖50グラムは、２００グラムの人参3本分くらいに相当します。

ニンジンには食物繊維が豊富ですし、そもそも白米の基準から測定するのがナンセンスであることは十分理解できますよね。また、カボチャなどの野菜、ジャガイモなどの芋類のＧＩ値が高いのも同様の理由です。

ＧＩ値の測定法は、いまだ確立されていないばかりか、データも摂り方によってまちまちです。先ほどお伝えしたように、アメリカと日本でさえも基準になるブドウ糖が違うので、数字も異なるということです。

このように、糖質制限ダイエットなどではGI値を気にしすぎるあまりニンジンやジャガイモといった未精製の自然な食物まで避ける傾向にあったり、未だにダイエット業界ではこれらが太る食材だと勘違いしている人もいたりなどします。

もちろん、食べすぎればいけないのでしょうが、これでビールやコーラが低GIだといって飲んでも良いものだとしていたら、とてもナンセンスです。

GI値を気にするのは炭水化物の部分のみで、**避けるべきは精製された糖であり、液体化した糖や果糖です。**それ以外の自然の食物の糖については基本的にナーバスになる必要はないでしょう。

ジャンクフードで老化が促進される

ファーストフードを代表するジャンクフード。皆さんはこのジャンクフードの定義をご存じですか?

なかには、ファーストフードだけがジャンクフードだと勘違いされている人も多いようです。

ジャンク（junk）とは「くず・ガラクタ」のことを指し、「食べる価値のないもの」という程度の意味になりますが、もう少し具体的に言えば、**カロリーは高いけれど、体に良い栄養素であるミネラルやビタミンが少なく、吸収の速い炭水化物と体に悪い脂質、そして添加物が多い食べ物のことです。**

ファーストフードのフライドポテトやハンバーガー、ドーナツやポテトチップス、ポップコーンなどもそうですし、スナック菓子などのお菓子類などもジャンクフードです。

意外にジャンクだと思われていないのが、ケーキやアイスクリーム。これらもミネラル・ビタミンはほとんどありませんから、ジャンクフードに該当します。

もっと言えば、**パン類もほとんどジャンクフードです。**

菓子パンは当然、精製した小麦粉で作ったパンやバターをたっぷり使ったパンはそれ自体吸収の速い炭水化物であり、脂質も豊富。しかも、パンに多く使われるマーガリンやショートニングなどの人工油脂や保存がきくものは添加物も多く、とても健康的とは言い切れない食べ物です。

ひどい食生活といえば、1食をカップ麺等のインスタント食品のみにしたり、菓子パンを2つとコーヒー牛乳のような甘い飲料で食事としたりしている人もよくいますね。

これで痩せたいから腹筋運動やランニングを始めたなんて言われたら、本当にやるべきことが間違っている！と言いたくなります。

まずやるべきは、運動ではありません。
そんなものを食事だと思っていること自体、改めるのが先決です。

日本人はプラスチックを食べている⁉

ジャンクフードには、他にも**「トランス脂肪酸」の問題があります。**

トランス脂肪酸とは、人間が保存期間を長くするなどのコストダウンの目的で通常の油に水素を添加し、元素記号を変化させてしまった自然界にはない脂肪酸のことを言います。いわば化学物質、プラスチックを体内に摂り込んでいるようなものです。

これが含まれた不自然な食べ物が私達の体内に入ってくると、消化器官に大きな負担となり、またそれが摂り込まれることで多くの病気を引き起こす原因となっていると言われています。

トランス脂肪酸が含まれている食べ物で代表的なものがマーガリン。

マーガリンは一時期植物性の油脂だから動物性油脂でできているバターより健康に良くて低カロリーなどと言われて、もてはやされていた時期がありましたが大きな間違いで、すでに過去の話です。

植物性由来であることは間違いありませんが、**人間が不自然に元素を変えてしまった時点で自然の食べ物ではなく化学添加物です。**

「狂った油」とも言われているこのトランス脂肪酸は、すでに何年も前から欧米をはじめとした諸外国では対策がなされ、アメリカでは、２００６年1月から加工食品の栄養成分表示において、総脂肪、飽和脂肪酸、コレステロールに加えてトランス脂肪酸量の表示を義務づけられています。特にニューヨークでは２００７年6月より「外食産業でのトランス脂肪酸使用禁止」という規制がかかりました。

最近のニュースでは２０１３年11月、アメリカ食品医薬品局（ＦＤＡ）がアメリカ全土でトランス脂肪酸の食品利用を事実上禁止する方針を発表しました。

どういうことかというと、**トランス脂肪酸が入っている食べ物をお客に出したら犯罪になるのです。**ホテルで出てきたパンの横にマーガリンが置いてあったら捕まるということです。

アメリカはジャンクフード大国のイメージがある人も多いかと思いますが、そのジャンクフードにさえトランス脂肪酸は使ってはいけない状態になっています。

アメリカ以外のヨーロッパの国々でも多くがその規制を強め、お隣の韓国でも規制が相次いで「トランス脂肪酸ゼロ化」を宣言。中国でもトランス脂肪酸の含有量の表示を義務付けています。

ところが、**日本では規制がまったくない野放し状態です。**

厚生労働省の調査によると、日本人のトランス脂肪酸の平均摂取量は、1日あたり0・92~0・96グラムという数字で、1日あたり5・8グラムのアメリカ、1日あたり1・2~6・7グラムのヨーロッパと比べて少ない傾向にあるため、直ちに規制をする心配はないという見解を示し、政策としては出されていません。

例によって、いわゆる「直ちに影響はない」ということでしょうか。

では、日本人は大丈夫と安心してしまうのはいかがなものでしょう。

日本では過剰摂取を控え、減らしていこうというレベルですが、世界最先端のアメリカでは「食品から排除すべき危険物」と捉え、利用を禁じています。そんな食べ物を、ぬくぬくと野放しで売っている日本は、安全な国なのでしょうか。

一度売り場で食品原材料を確認すればすぐわかりますが、日本のコンビニで売られている食べ物の多くに、マーガリンやショートニング、ファットスプレッドなどのトランス脂肪酸が入っています。

コストダウンのために使われているこのトランス脂肪酸の規制が入れば、当然食べ物のコストは上がり物価が上昇するわけです。

ここにも国全体としての問題が出てきそうですから、先進国の中でも栄養学が最低レベルと言われている日本は、今後も諸外国から大きく水をあけられるのは間違いないようです。

血糖値が高い人ほど早く老ける

他にもジャンクフードの危険性として言われているのが、ＡＧＥｓという物質です。

ＡＧＥｓ（Advanced Glycation End-products）とは、「終末糖化産物」の頭文字をとった言葉で、糖とタンパク質が熱によって結合した物質です。

ホットケーキを焼くと、きつね色になりますね。これは、タンパク質と糖が熱で結合した結果出る「メイラード反応」というもので、簡単にいうと「糖化」というものです。

皆さんが炭水化物を摂取すると、血糖という形で全身に運ばれますが、これが体内の筋肉や皮膚などのタンパク質と結合してＡＧＥｓを作り出します。それがシミやシワ、皮膚のたるみなどの原因ではないかと言われているのです。

外的なものだけではなく、糖の摂りすぎによる白内障や、心臓病の原因もＡＧＥ

ｓが関わっているそうです。血糖値が高いと体内のＡＧＥｓが多いとされていて、死亡や病気リスクも一気に高くなる傾向にあります。

血糖値が高い人ほど老ける速度が速いと言われているのも、ＡＧＥｓが関係しています。

ＡＧＥｓはできるだけ急激に血糖値を上げるような食品を選ばないようにし、多量に摂取しないことで増加を防ぐことができます。

しかし、ＡＧＥｓは体内で生成されるだけではありません。熱処理してすでに糖化した食べ物自体に含まれていて、その約７％が体内に取り込まれるのです。世の中の食べ物は、ナマモノや発酵食品でない限り、たいていが熱処理をされています。ＡＧＥｓはこの時に発生すると言われていて、これを体内に多く取り入れると、老化につながるのです。

ＡＧＥｓを摂取して即、体に影響が出るということはありませんが、ジャンクフードのＡＧＥｓの含有量はとてつもなく多く、さらに糖度の高い清涼飲料水などを合わせてしまうと、それこそ最悪の状態になってしまいます。

細胞の老化＝糖化と知っておくとよいでしょう。

私達が普段口にしている不自然な食べ物は、着実に体に悪影響を与えつづけています。単純にカロリーや食べる量だけに捉われていると、このようなもっと重要なことを見落としがちです。体重が減ってもシミやシワが増えて老けて見えたり、血糖値が異常になって糖尿病予備軍になっては意味がありませんよね。

必要な栄養素を自然な形で摂取することが、美しくダイエットを成功させるためには非常に重要なのです。

体脂肪は、本来体にあるべき反応を起こさせないと燃焼できません。

それは、運動で筋肉を増やすということではなく、**ホルモンや内臓機能を正常に働かせ、目的通りに体に変化を起こさせるということが大前提です。**

基礎代謝量の内訳のほとんどが内臓であると前述した通り、不自然なものを食べたり、お酒を飲みすぎると、それを解毒するために肝臓や腎臓には常に大きな負担がかかります。

これら二つの内臓は筋肉による代謝より大きいわけですから、どんなにカロリーを抑えても、そのために内臓に負担をかけて全体の代謝を落としていては、ダイエットとして非効率的です。

脂肪燃焼効果があるサプリメントや、不自然に作られたダイエット食品を利用するより、**今ある自分の体を最大限に働かせるために、体に良い食べ物を摂取することこそが、ダイエットおよび老化防止に必須なのです。**

コンビニチョコはチョコレートにあらず

ダイエット指導をしていると「チョコレートが好きでやめられないんです」という人がけっこういます。そういう時に私がいつも聞くのが「どういうチョコレートを食べていますか?」ということ。

だいたい、コンビニ等で売られている一般的なチョコレート菓子であることが多いのですが、**残念ながらそれらのほとんどはチョコレートではありません。**

というのも、皆さんは原材料名をしっかり見て食品を食べていないからです。

ぜひ一度、コンビニ等で売られているチョコレート菓子のパッケージ裏の原材料名をチェックしてみてください。

たいてい一番最初に「砂糖」と書いてあるはずです。そうです、**それは「砂糖が**

チョコレート味になっている食物」であり、チョコレートではありません。言い換えると、チョコレートテイストシュガーです。

ご存じだと思いますが、原材料名は一番多いものから順番に書くように定められています。ですから、安価な値段で売られているチョコレート菓子のほとんどに最初に「砂糖」が表示されています。

表にはカカオ75%だとか、ブラックやビターチョコレートと書いてあるのに、裏を見たら原材料「砂糖」が最初に表示されている場合もよくあるのです。

本当にチョコレートが好きな人であれば、原材料名の最初にカカオマスという表示があり、砂糖の表示が3番目以降、最低2番目に来ているものを選んでいただきたいものですね。

そして、その本物のチョコレートを食べた後に、もう一度今までチョコレートだと思い込んでいたものを食べてもらいたいのです。まったくの味の違いに驚嘆されることと思います。なにより、「自分が大好きだったのはチョコレートではなく、ただの砂糖だったんだ」と気付くことでしょう。

「無添加」「減塩」に惑わされるな！

これは、チョコレートだけではなく加工食品全体に言えます。

私が最も危険視しているのは、**自分が何を食べているかもわからずに食べている**ということです。

太る太らない以前の問題です。買って、口にしているものが何からできているかもわからず食べていて、それで健康に良いとか悪いとか、太ってしまって困るとか、とんでもないことだと私は思うのです。


そこに売っているパンは本当にパンでしょうか？　パン屋さんの手作りパンはすぐに腐ります。しかし、コンビニのパンは炎天下に3日放置しても腐らないそうです。それが同じ食物でしょうか。おそらく、真のパン好きはコンビニのパンは食べられないのではないかと思います。

24時間営業の店で売られるためには、お弁当であれ、パンであれ、お惣菜であれ、そういった加工をしなければ売ることができない商品ばかりです。そこに何が入っているかどうかは表示で確認できるものもあれば、表示義務がないものは書かれていないこともあります。

「無添加」や「減塩」という表示が健康の印だと勘違いして買ってしまう方々も、裏の表示を見ていなければ、意味がありません。保存料を使っていない代わりに、保存料と表示しなくていい成分を入れていることも多くあります。

減塩したことで薄くなった味を合成調味料で味付けする場合や、塩で保存が効かなくなった分、合成保存料を入れる場合もあります。

いったい、どちらが健康で安全なのでしょうか。

こういうことを言うと「怖くて何を食べたらいいのかわからなくなる」と言われるのですが、別に脅したくて言っているわけではありません。普通に考えたら24時間いつでも食物が食べられる状態のほうが異常なのに、それが当たり前だと感じる状態はとても危険だと知っていただきたいのです。

太ったのは食べすぎたからだという自覚はあるのだけれども、何を食べて太ったかわからないという皆さんは、ぜひこれから、

●加工食品の原材料名は必ず見る
●自分が今何を食べているかを自覚しながら食べる

ということを心がけてみましょう。

ゼロカロリー飲料・食品は危険！

健康的な食を心がけています！という人に、これまでのような糖や脂質の話をすると、それらを摂取することが怖くなり、できるだけ危険がない食品を選ぼうとします。その心がけ自体は良いのですが、そこにもまた危険が潜んでいるのです。

「糖質をできるだけ摂らないようにしています！」と高らかに言う人に限って、手を出してしまう商品があります。

それがコンビニなどのドリンクコーナーに並ぶ、ゼロカロリーやカロリーオフの飲料などです。これらはしっかり味がついていて、甘いのにもかかわらずカロリーがほとんどない商品です。

日本の栄養成分表示の表示基準により、１００ミリリットルあたり5キロカロリー未満のものは「ゼロ・レス・ノン・無」という表示が可能なのです。

また、「低・ひかえめ・小・ライト・オフ」という表示は、100ミリリットルあたり20キロカロリー未満であればよいとされています。

カロリーオフの500ミリリットルの飲料だと最大99キロカロリーはあっても表示基準を満たすわけです。

このようにカロリーゼロは完全なゼロではないのですが、ではなぜ甘いのにカロリーを落とすことができるのでしょうか?

人工甘味料で6倍太りやすくなる!

それは、人工甘味料のおかげです。

人工甘味料はその名の通り人工的に作られたものですから、これも人間の体が本来必要とするような自然食品ではありません。

しかも、甘いのにもかかわらず、エネルギーとして血糖値が普通の糖質のように上昇することはありません。それは良い、便利だと考えるのは大勘違いです。

そもそも、血糖値が下がっている状態で、体が血糖値を上げたいから炭水化物がほしくなるのです。にもかかわらず、甘いものを摂取したいという精神的欲求を満たしても、低ＧＩの飲料では結局血糖値は上がらず体の生理的欲求はいつまでも満たせません。

糖質による急激な血糖値上昇、そして大量のインスリン分泌による低血糖状態が危険だというのは前述のとおりですが、血糖値が上がらないのに、味覚だけは甘く感じるというのも考えものです。

というのも、理屈上それで体脂肪は増えないということにはなりますが、他の食品の自然な味に満足できなくなり、肝心の甘いものへの欲求や味覚といった精神面や感覚が鈍ってしまう恐れがあるのです。

人工甘味料が肥満や糖尿病に効果があるという有力な情報はありませんが、**むしろ逆にそれらを定期的に摂取している人は、そうでない人よりも疾患リスクが高く、**

6倍も体脂肪を溜めやすくなるとさえいわれています。

目先のカロリーだけを気にしていると、余計太りやすい体質になってしまうのです。

低カロリーやバランス栄養食と謳って販売されているダイエット食品。それらの多くも加工されてトランス脂肪酸を多く含んでいたり、甘さを人工甘味料で補ったりしています。

そして、「健康」という言葉や、国が認めた特定保健用食品等の表示（トクホ）がついていると、一般の消費者には、「安全のお墨付き」がついているように感じられてしまいます。

しかし、自然な食品に比べ、**人間が都合良く化学加工して栄養素を足した不自然な食品のほうが健康で安全とは言い切れない**のです。

体に体脂肪がつきにくいと謳っている油も、実際にはその成分はトランス脂肪酸でできているというのも有名な話です。宣伝文句では体に良さそうな食品も、よくよく考えれば安全ではなかったという典型です。

カロリーや栄養素だけにだまされて、本当に体に必要なものはなんなのかを見失うダイエット難民にだけはならないように注意をしましょう。

濃縮還元野菜ジュースに気をつけよう

ここまで述べたように、世の中の「健康」イメージは、「本当の健康」とはかなりかけ離れてしまっているようです。

もうひとつよくある誤解として、市販の野菜ジュースがあります。

パックやペットボトルに入った、これだけで1日に必要な野菜が摂れますよと謳った野菜ジュース。また、コーラやサイダーなど砂糖を多く含む清涼飲料水に比べれば、安全で健康的なイメージの濃縮還元果汁100％の果物ジュース。

これらはすべて同じように健康的なイメージとは裏腹に、**ほぼ果糖しか摂れない飲み物**だということはご存じでしょうか？

濃縮還元とは、さまざまな方法で元々の果汁の水分を飛ばし、再び水分を加える方法を言うのですが、なぜこんなことをするのかというと、運搬の際に物資の総容積を減らして輸送コストを大幅に少なくするためです。そして、商品になる時に水分を加えて還元されたジュースはフルーツ特有の香りが損なわれているため、必ず香料が添加されています。

また、還元の方法にはいろいろありますが、その過程で栄養素が破壊されていることも多く、後からビタミンを添加したりなど、もはや天然の栄養素など期待できない状態で販売されることになります。

コストを下げるために使われている野菜や果物ですから、原材料がどこで栽培されたものかわからないものもあります。もし、大量に農薬が使われているとしたら、**濃縮される際には栄養素は破壊されても残留農薬だけは確実に残ります。**

実際に野菜や果物を買って食べたらすごくお金がかかるのに、野菜ジュースを飲むとたった100円程度で1日に必要な栄養素が摂れてしまう。元々は野菜であるはずだし、その上、加工されて手がかかっているにもかかわらず、元よりも値段が安くなる。これはどういうことなのでしょうか？

それにもうひとつ、心配があります。それは糖質。ショ糖が添加されていることもありますし、成分表を見ると案外炭水化物の量が多いことがよくあります。実はこの果糖も結局は糖質ですから、野菜ジュースや果物ジュースを飲むことで血糖値は当然上昇するのです。

つまり、他の清涼飲料水とさほど変わりません。

体に良いと思って、**野菜ジュースを飲みすぎて血糖値が上がりすぎてしまった人や、糖尿病になった原因が野菜ジュースや果物ジュースの飲みすぎだったという人もいるくらい**、一般的には「体に良いものだからいくら飲んでも大丈夫」と思われがちなところがあります。恐ろしいことです。

そもそも果糖というと、白砂糖より安全と思われがちですが、先ほど記述したＡＧＥｓの観点からいうと、実は**果糖のほうがブドウ糖の10倍のスピードで糖化をし、ＡＧＥｓを作りやすい**と言われています。

果糖はブドウ糖に比べて血糖が上がりにくく、ブドウ糖より安全というイメージがありますが、それはフルーツを生でそのまま食べた時の話。生で食べるフルーツならば、食物繊維も同時に摂取できる上に摂る果糖の量も過剰にはなりません。

しかしジュースにしてしまうと食物繊維がなくなるどころか果糖自体の量も多くなるため、結局は急激に血糖値が上がります。

飲んではいけないとはいいませんが、市販の野菜ジュースやフルーツジュースはコーラ等の清涼飲料水と大差がないことを理解して、決して健康的ではないということを知っておくとよいでしょう。

ただし勘違いしてはいけないのは、自分でミキサーなどにかけて作ったフレッシュジュースとは全然違うということ。

自分で選んだ野菜や糖質の低い果物を使って、時間を置かずにすぐ飲んでしまえば、栄養素の破壊を心配することもありません。とても安全で効果的な方法です。

肥満の原因は炭水化物でなく小麦？

最近耳にするようになったダイエット法として、「グルテンフリーダイエット」というものがあります。

グルテンとは小麦などの胚乳に含まれるタンパク質の一種で、小麦を練った時に出る粘りや弾力を作る成分です。

このグルテンは腸壁を傷つけるということで小麦アレルギーの原因物質ともいわれていますが、近年では**食欲増進作用がある**ということもわかってきました。研究では、グルテンの成分が食欲を刺激し、必要以上に食べ物を欲してコントロールができなくなり、肥満を引き起こすというのです。

このグルテンが含まれる小麦製品とは、パンやパスタやラーメン、うどんなどの麺類や、ケーキやドーナツといったお菓子などが代表的です。
グルテンが含まれないお米や米粉製品、蕎麦粉100%の蕎麦やビーフン、フォー、春雨などは大丈夫だそうです。

このグルテンを避けた食事をすることをグルテンフリーダイエットというのですが、ハリウッドセレブなどがダイエットに成功したということで、このダイエット法は大ブームになりました。

そもそも、グルテンが含まれている食べ物自体が太る要素が多い食べ物ばかりですから、パンを主食とするアメリカ人がこれを抜けば、必然的に炭水化物の摂取量が減ります。さらに、炭水化物を抜くのではなく前出の米や蕎麦などに置き換えがされれば、ほぼそういう理由でも痩せてしまうでしょう。

パン好きにダイエットはイバラの道

というのも、小麦製品の代表ともいえる**パンはダイエットに向きません。**市販のものはマーガリンなどのトランス脂肪酸が多いのはもちろんのこと、パン屋で作られるパンでも、バターが豊富に使われていることが多いのです。そして、それに合う食べ物や飲み物もダイエットの敵です。

ＧＩ値が低いものだと全粒粉やライ麦などが使用されるパンもありますが、結局は和食に代表されるような健康的な食品との相性も良いものが少ないのも難点です。朝や昼をパン食にしてしまうと、おかずも少なく、摂れる栄養素も少なくなります。また、お腹がふくれるわりにすぐに空いてしまうので、間食などに手を出しやすくもなります。

グルテンにまつわるさまざまな研究結果は否定しませんが、そもそも**小麦を主食とすること自体がダイエットには向かない**ため、グルテンフリーダイエットをしているつもりが、単純に和食で健康的な食生活をするようになっていて、痩せたという人もいるでしょう。

パンやケーキはまだわかるのですが、実際にうどんやパスタが食欲を増進するような作用があるのか私個人の実感としてはいささか疑問があります。ですのでグルテンフリーをもろ手を上げて賛成はしません。しかし、小麦製品を避けるようにするということは、結果的に米食に行き着くことにもなりますので、そういう意味では良いでしょう。

欧米ではグルテンを避けるとなると食事が一変してしまいそうですが、案外日本人であれば大きな変化を感じないかもしれませんね。単に、お米を主食とした食事をすればよいのですから。

毎日お米を食べる機会が減ってしまった現代の日本人が和食に回帰するきっかけとなるのであれば、グルテンフリーも良いでしょう。

ダイエットは足し算か？　引き算か？

　ダイエットは、日本では「減量」という意味で捉えられていますから、どうしても多くの人が食事の量を減らします。一般的に「太る」というのは「お腹いっぱい食べすぎる」ことが原因で、単純にその量を減らせば痩せていくという理解が広く浸透しているようです。

　もちろん、食べる量を減らせば体重は増えにくくなり、基本的には減量もしていけるとは思います。しかし、これを行っていても、何かが上手くいかないと途中で気付くのではないでしょうか。

　例えば、アメ玉を一袋食べて、お腹はパンパンにふくれるでしょうか？　恐らくふくれないでしょう。

　また、甘いジュースをたくさん飲んで、飲んだ時は苦しいくらいお腹がいっぱいになったとしても、しばらくして尿として出されると、もう苦しくもなんともない……。このようなことは多くの人が体験しているでしょう。

これに対して体に良いとされる玄米や味噌汁、魚や和食の惣菜などをお腹いっぱい食べた時はどうですか？　腹もちが良く、消化吸収も良いので内臓に負担をかけませんから、ラクですよね。

そして、結果的にどちらが太ってしまうのかというと、やはり前者なのです。

信じられないことですが、ダイエット中の人の食生活について聞くと、朝はドーナツひとつだけという人や、ご飯を食べると太るから軽いパンを食べているとか、とにかく「食べる量自体を減らしてしまう」人が後を絶ちません。

自分にとって何が今、不必要なのかと思った時、いつも手を出してしまうお菓子や、毎晩の晩酌のビールなどが浮かぶのが通常ではないでしょうか。わかっていながらそれらをやめないまま健康的な食事をしたとしても、痩せていくことは難しい。逆に、太ってしまうこともあります。

運動でなんとかなる、はＮＧ！

本書のターゲットは主に2タイプの方々です。

まずは、**「食生活を変えずに運動でなんとかしようとするタイプ」です。**

今の食生活を変える気がまったくなく、おいしいものを好きなだけ食べている生活を続けたまま、その分運動量を増やすことで痩せようという考えの人。

普段あまり運動をしていないのだから、そんな自分が運動を始めたら絶対に痩せるはず！という思いもあるのでしょう。

しかし、実はこれは思ったほど効果が出ません。消費カロリーが摂取カロリーを上回る分動けばいいわけですから、それだけがんばればよいのですが、前章でお話しした通り、かなり非効率的です。もちろん、これを1年でも続ければ体の変化は望めると思いますが、労力に比べると、思った以上に効果が出ないのです。

そして、食の量に対してものすごく運動量が必要な方の場合（つまり、食べる量が多い方ですね）、何かの拍子に運動をパッタリとやめると、もちろん待っているのはリバウンド。

たくさん食べて、たくさん動くという生活を日常にしていくのは非現実的です。しかも、たくさん動いた達成感に対して、体の食に対しての要求は以前より強まってしまうという地獄の中で生活することになります。

今の生活に足し算で運動を急激に増やすこと、中心に運動を持ってくることは、今までダイエットが上手くいかなかったという人は、特にやらないほうがいいでしょう。

とにかく食を減らす、もＮＧ！

もうひとつのターゲットは、**若い女性に特に多い「とにかく食を減らすタイプ」**

です。

正しい食の内容については次の章でお話ししますが、本章でお話ししたような危険な食品を避けたり、改善していったりすることはとても重要だとは思います。そもそも太る原因のほとんどは太るような食べ物の過剰摂取ですから、引き算で食の量を減らすことはもちろん必要なのです。

しかし、目的はあくまで体脂肪を効率よく落とすこと。**体脂肪を落とすために材料となる栄養素というものも存在するので、そちらはしっかり摂取しなければなりません。**

食べすぎると太るというイメージから、必要な栄養素まで摂らなくなってしまうのは非常に危険です。簡単に栄養失調になったり、最悪、摂食障害などにまで陥る場合もありますので、注意が必要です。

ここに無理に運動をプラスしてしまう人なんかもいますが、こんな状態でさらに体の**必要な栄養素まで枯渇させてしまうと、痩せるというよりやつれてしまうことも。**また、極端になることで、これもリバウンドの原因となる場合があります。

3か月続かないダイエット法は意味がない

今挙げた2つのタイプの共通点は「日常に溶け込まないような生活」、つまりずっと続けていくには無理のある極端な習慣であることです。

まず、**短期間でなんとか結果を出そうという考えが太りやすい人の考え方と言えます。ですが、短期で結果を出したら体は短期で元に戻ろうとしてしまうのです。**

これは体の恒常性と言われていて、体が今の状態が通常だと認識してくれるには最低でも3か月は必要です。そして、3か月で作った体は、3か月以上かけて維持しなければ適応してくれないのです。

ダイエットで一番重要なのは、結果を維持することです。急激に変化させた体を維持するために、一生そのような激しい生活をしていくのでしょうか？ それは難しいですよね。

1年で10キロの減量に成功したのであれば、もう1年間それを維持できなければなりません。

太る傾向のある人、リバウンドしやすい人は「ダイエットに成功したら、また前のように好きなだけ食べられる」と勘違いしているのです。それは、違います。「前より好きなものを欲しがらなくなった状態」になるのが成功です。

だからこそ、ダイエット成功のために、今の日常生活に負担になるほど運動の時間を「足し算」してしまうことはおすすめできません。よほど運動が楽しくてハマってしまった人以外、**私は一般のお客様にはトレーニングは週2回までと指示します。**

急激に痩せたいという人は週3、4回も運動をしたがる場合が多いのですが、無理に毎日ウォーキングなどしなくて良いとお伝えします。もちろん、ずっと続けられるなら止めませんが。

逆に、「引き算」をしすぎてしまう人も問題です。あれもこれも引いてしまえば、当然結果は出るのですが、一生、そんなに栄養のないものを少し食べるだけで良いのか？

これも難しいでしょう。

まず必要なのは、取捨選択できる知識です。

何が必要なのかもわからず、とにかくお腹いっぱいになってはいけないという考えから、食べる量を減らし、栄養がなく、ただ嵩《かさ》がある食べ物の満腹感だけでごまかして苦しい思いをするのではなく、体の機能が落ちて太りやすくなる食べ物を避けて、**食べるとどんどん体の代謝が上がり、体脂肪を燃やしてくれる食材を選び、お腹が空きすぎずに、栄養価の高い食べ物を少量摂取することで満足できるようにする**ことが重要です。

次の章では、実際にどういうものを選択していけば良いのかということについて詳しくお話ししていきます。

第2章まとめ

◎好きなものを好きなだけ食べると糖尿病まっしぐら
◎市販の加工食品は老化・肥満のもと
◎「無添加」「減塩」「1日分の野菜」フレーズには要警戒！
◎パン食はダイエットに不向き
◎3か月続かないダイエットは即リバウンド

第3章

食べて痩せる
高N／Cレートダイエット

高N／Cレート食品なら太らない

第2章では普段皆さんが身近に口にしている食べ物、健康だと思っていた食べ物の危険性をお話ししました。

「じゃあ結局何を食べたらいいの？」「そんなことを言っていたら怖くて何も食べられない」という声をよく聞きますが、これほどくだらないことはありません。

そもそも、24時間いつでもあらゆる食べ物が手に入り、食べられる状態であることが不自然なのです。何も食べられないのではなく、こんなに食料がある違和感に気づくかどうかでないでしょうか。

この章では、そんな皆さんに**太らない食べ物をご紹介します。**

もちろん、太らない食べ物と言っても、食べすぎれば余ったエネルギーは体脂肪として蓄えられます。しかし、食べ物を食べるということは、体の中に栄養素を取り入れてそれを体内で化学反応を起こさせるということですから、何を食べたかというのは当然とても重要なのです。

私達の体の細胞は日々、細胞分裂を繰り返して生まれ変わっています。1年で体の細胞はすべて入れ替わると言われていますが、その材料となるのは私達が食べて、消化吸収したものです。

不自然な食べ物を摂取すれば、体はそれを消化吸収しようとします。それによって体が拒否反応を起こすこともありますし、時間をかけて悪い影響を与えて病気の原因になることもあります。体が正常な反応をできなくなると、体脂肪が蓄えられやすくなるということも考えられます。

つまり、あなたの今の体の状態は、あなたが選んで摂取し、吸収した食べ物の結果です。ですから、それを何か他のせいにして、今の食生活を改善しないまま体を変化させようとすることも逆に難しいということです。

運動を中心に考えるよりも、食を考えることをまず優先させていただきたいというのは、こういうところからきています。

体に悪いものを食べていれば、もはや運動だけで改善していくことは無理です。

そもそも、**体に良いものを食べているなら痩せる必要なんてないはずなのです。**

ミネラルとビタミンは外せない！

食べ物には五大栄養素というものがあります。

五大栄養素の中で、三大栄養素と呼ばれているのが先にも挙げたタンパク質、脂質、炭水化物。世の中でカロリーがあるのは、実はこの3つの栄養素だけです。

肉はタンパク質が豊富な食べ物で、脂っこい食べ物は脂質が豊富。ご飯やパンなどの主食は炭水化物が豊富です。

その三つを除いた後二つがミネラルとビタミン。**ミネラルとビタミンにカロリーはありませんが、体の代謝に大きく関わっています。**

まずこのミネラルとビタミンについてお話ししていきます。

ある食べ物の総カロリーに対して、**ミネラルやビタミンといった栄養素がどれだけ含まれているかの比率を、N／Cレートと言います。NはNutrient value（栄養的価値）、CはCalorie（総カロリー）**を意味します。

例えば、お米について考えてみましょう。

そもそも普段多くの人達が食べている白米の元の形は玄米です。玄米の周りについているミネラル・ビタミン・食物繊維の豊富な糠《ぬか》と胚芽を取り除くことを精米と言いますが、精米してでんぷんだけが豊富な胚乳にしたのが白米です。

でんぷんはつまり炭水化物ですから、精製することでわざわざ糖分の塊にしてしまうということです。

これをN／Cレートで見ると、どうでしょうか。

同じ分量の玄米と白米があった場合、胚乳は同じだけあるわけですが、玄米にはその周りにカロリーがほとんどない糠と胚芽があります。

ここに糖代謝の要ともいえる大事なビタミンB1やマグネシウムといったミネラ

ル・ビタミンが含まれているので、同じ分母のCに対して、分子のNは玄米のほうが多いので、**白米よりも玄米のほうがN／Cレートが高い**ということになります。

玄米は白米よりGI値も低く吸収が遅いだけでなく、同じカロリーで栄養価も高く、体脂肪になりにくいスーパーフードなのです。

とはいえ、玄米を食べる際には、次の2つに注意してください。

●無農薬（せめて減農薬）の玄米を選ぶ

●炊く前に水に浸ける（夏は6時間・冬は12時間）

まずは農薬の問題です。白米は精製時に農薬がほとんど除去されるのですが、精米しない玄米は……おわかりですね。農薬がたっぷりついたまま食べることになります。玄米を買う際は、無農薬や有機栽培、せめて減農薬のものを選んでください。

次に、玄米に含まれるフィチン酸とアブシジン酸の問題です。この2つの酸は本来、種でもある玄米が発芽しないように抑制するための物質。実はこれらは体内の

■図4　N/Cレート

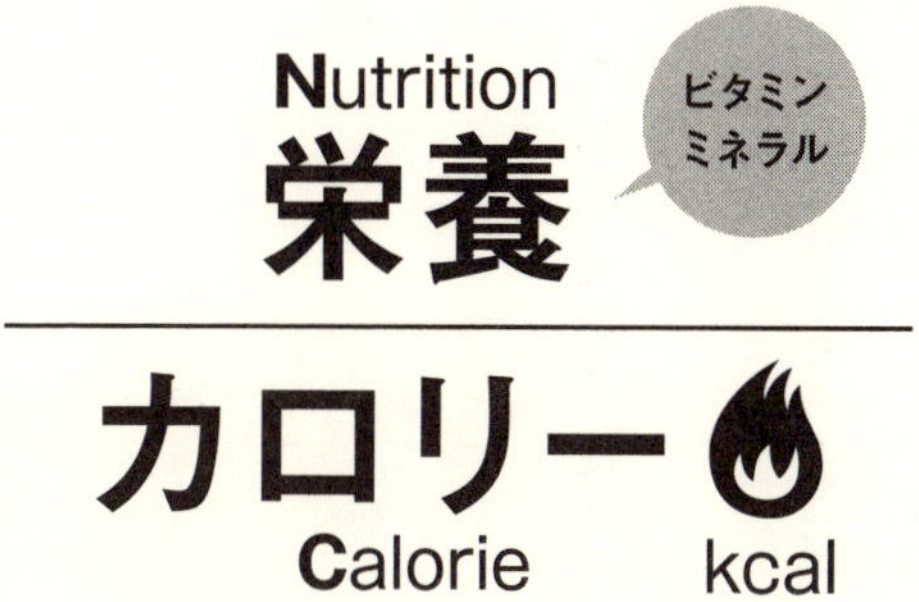

ミネラルを吸着して排出してしまう有害物質でもあります。ですが、これらは長時間浸水させて玄米を発芽させることで、ほぼ消失します。というわけで、浸水が必須です。

N／Cレートの話に戻りましょう。他の穀物で言えば、精白小麦粉と全粒粉のように、精製加工度合でN／Cレートは違います。もちろん、全粒粉のほうがN／Cレートが高いということです。

N／Cレートで食べ物を選ぶ習慣

このように、栄養的価値の高い食品を選ぶことが、小食でも十分な栄養素を摂ることができる効率的な方法であり、太りにくい食事方法になるわけです。

逆に、第2章でお伝えしたようなジャンクフードなどは、カロリーが高いのにもかかわらず、ミネラル・ビタミンが少ない食べ物ばかりなので、N／Cレートが低いということになります。

食べる量を抑えるだけだったり、低カロリーなものばかりを選んだりしているダイエッターの多くが、N／Cレートを考えずにカロリーしか摂れないものや、低カロリーでもミネラル・ビタミンもまったくないものを選んでいるのです。

ミネラルやビタミンは、身体の代謝に大きく関わる栄養素ですから、当然体脂肪を燃焼するのに重要な栄養素です。これらがあるかないかで体の調子が左右されるといっても過言ではありません。

精製された食べ物は、基本的にミネラル・ビタミンが不足し、すなわちN／Cレートが低いものが多く、コンビニなどで売られている食べ物もそのような食品がほとんどです。また、その代わりに保存料や着色料、化学調味料などの添加物が豊富に含まれているため、それらの消化吸収に大変な労力を要します。そのために体内のミネラル・ビタミンを余計に消費してしまうことになり、体脂肪を燃焼する分が不足してしまうのです。このような悪循環を防ぐためにも、より自然で高N／Cレートの食品を選んで食べていく習慣が重要です。

高N／Cレートがなぜ効果的なのか？

「高N／Cレートダイエット」という言葉は今まで聞いたことがない人が多いと思います。しかし、言葉が新しいだけで今までの王道ダイエットの定説で言われてきたことそのままだと思っていただくと良いでしょう。

なぜなら、**高N／Cレートダイエットは食事量を制限する必要がありません。**

つまり、今までの食事量をまず変えずに置き換えるだけで良いのです。

もちろん、食べすぎていれば痩せるのは難しいかもしれませんが、今までと起こることが激変することは、まず間違いありません。

そもそも、ただ単にカロリーのあるものを避けて、その他の栄養素のことを考え

■図5　ビタミンの役割と欠乏症

成分		役割	欠乏症・備考
ビタミン	ビタミンA（レチノール）	皮膚や喉、鼻、消化器官などの粘膜を正常に保つ	レチノールは過剰摂取に注意
	ビタミンD	カルシウムやリンの吸収を良くし、骨や歯へ定着させる	骨軟化症 骨粗しょう症
	ビタミンE	強い抗酸化作用 活性酸素の害から体を守る。血行障害からくる肩こり、頭痛、冷え性を改善	ごくまれに神経障害
	ビタミンK	出血時に血を固める 骨にカルシウムを定着	欠乏すると、血液凝固に時間がかかる。体内合成がされるので欠乏は心配ない
	ビタミンB1	糖質がエネルギーになる際の補助となる酵素	疲労物質の蓄積が増える 食欲不振、倦怠感、 手足のしびれ、むくみ、動悸等
	ビタミンB2	脂質の代謝を促進する 皮膚・髪・爪の再生	口角炎、口内炎、舌炎。肌荒れ、髪のトラブル 目が充血子どもは成長障害
	ビタミンC	抗酸化作用、副腎皮質ホルモンの合成を促進 コラーゲン合成	壊血病　肌荒れ　風邪
	ナイアシン	脂質、糖質、たんぱく質の代謝を助ける。アセトアルデヒドの分解	ペラグラ（皮膚炎、下痢、認知症）
	ビタミンB6	たんぱく質や脂質の代謝を助ける	アレルギー症状。 目、鼻、口、耳の周囲の湿疹 神経系異常。足がつる
	ビタミンB12	悪性貧血を防ぐ。神経細胞内の核質やたんぱく質を合成、修復	貧血。植物性食品にはほとんど含まれず、菜食主義者は欠乏することがある。
	葉酸	赤血球や細胞の新生に必須 胎児の正常な発育に不可欠で、妊娠・授乳中は特に必要	口腔の炎症　肌荒れ　疲労感 通常は欠乏することはなく、多量摂取で亜鉛の吸収が阻害
	パントテン酸	脂質、糖質、たんぱく質の代謝を助ける。体の抵抗力を高める	皮膚炎　成長障害

ずに食事をするなどという行為は自分で病気になろうとしているだけではないでしょうか。

どれもとても必要な栄養素ですが、同じカロリーを摂取するのであれば、栄養的価値の多い食べ物を食べようというのが、高N／Cレートダイエットです。

同じお金を払うなら、オプションがたくさんついたほうの商品を選ぶのと同じ感覚ですね。

ダイエットの鍵「マグネシウム」はストレスで半減

ちなみに、ダイエットという観点で必要な栄養素をご紹介するとすれば、ミネラルの中で**最も大事なのがマグネシウム**です。

マグネシウムは、糖を代謝するのに必要なだけでなく、体内酵素の３００種類以上の働きを助ける役目を持っていて、主に玄米や海藻、豆類に含まれます。

なお、マグネシウムは抗ストレスミネラルとも呼ばれ、ストレスを受けた時に消

■図6　ミネラルの役割と欠乏症

成分		役割	欠乏症・備考
ミネラル	カリウム	体液の浸透圧の調節、余分なナトリウムを細胞外に排出	浮腫　低血糖 筋肉の衰え　疲れやすい
	カルシウム	骨や歯を形成（ビタミンD不足で吸収に影響。骨に負荷をかけることで強度を保てる）	骨粗しょう症
	マグネシウム	300種類以上の酵素を活性化する働き。筋肉の収縮や神経情報の伝達、体温・血圧の調整	不整脈や虚血性心疾患、 高血圧、筋肉のけいれん 神経過敏や抑うつ感
	リン	骨や歯を形成。細胞のpHバランスや浸透圧を保つ	欠乏症はまずないが、摂りすぎに注意
	鉄	赤血球のヘモグロビンや筋肉中のミオグロビン	集中力の低下や、頭痛、食欲不振などの症状
	亜鉛	200種類以上の酵素の必須性分。発育促進、傷の回復、味覚の正常化	成長障害　貧血　味覚異常 皮膚炎　うつ状態
	銅	赤血球のヘモグロビンに必須。多くの酵素の成分	貧血　毛髪　皮膚の脱色
	マンガン	糖質、脂質、たんぱく質の代謝、骨の発育を助ける	骨の成長障害　性機能・ 妊娠能力低下 過剰摂取で中毒化

耗するので、社会的・精神的ストレスが多い人は特に不足してしまいがちです。脚がつりやすい、便秘の人なども気をつけたいところです。

そうでなくとも日本人は不足しがちなのがこのマグネシウムで、平成21年の国民健康・栄養調査では男性254ミリグラム、女性227ミリグラムという平均値でした。これは30～49歳男性の推奨値である370ミリグラム（女性290ミリグラム）には遠く及びません。

その上、添加物やストレス等で消費しているとすれば、必要量を摂取していても体内では不足しているという状況ですから、123ページの図6のような不足症状が出ていないかしっかり確認をしておくと良いでしょう。

次にダイエットで必要なのはビタミンB群です。特にビタミンB1は糖質、ビタミンB2は脂質とそれぞれの代謝に関わる栄養素です。

ビタミンB1はマグネシウムと連携して作用し、多くの体内酵素の補酵素としても働きます。ビタミンB1群は水溶性ビタミンで、体内で保持することができないため、摂取してもすぐに尿として排出されます。

ですから、常に摂取しておく必要があるというのがポイントです。ビタミンB群が不足すると、身体の疲労感やむくみ、肩こり、口内炎や肌荒れが起きやすくなります。

また、うつ症状の原因ともいわれ、マグネシウムと合わせてストレスによる消費と摂取不足が危険視される栄養素です。

このように、不足しがちなビタミン・ミネラルと身体の代謝が関わってくることも、身体が痩せにくいという原因が考えられるのではないでしょうか。

まずは、それぞれのビタミン・ミネラルがどういう働きをするのか、不足するとどういう症状が起きるのかをおさえておきましょう。

痩せたいなら和食を食べなさい

高N／Cレートの食品が太りにくく、体脂肪を落とすためにも必要だとお伝えしましたが、次は具体的にどのような食事をすれば良いのかをお話しします。

まずは、私達は日本人ですから、日本人に合った食べ物を選択しましょう。

基本的には横文字の食べ物ではなく、日本で昔から作られている食べ物がおすすめです。

つまり、和食です。和食は世界無形文化遺産として2013年12月に登録された、日本が世界に誇る食文化です。

これからご紹介する食材を使った和食を中心に食べることが、高N／Cレート食品の摂取であり、ダイエットの鍵なのです。

市販のサラダが栄養不足の理由

まず、ミネラルやビタミンが豊富というと、緑黄色野菜です。

ダイエットの基本は野菜を食べることだと、皆さんご理解されていると思いますが、そんな野菜も緑黄色野菜でないと、実は栄養素はとても少ないのです。

よくあるキュウリやキャベツ、レタスしか入っていないサラダでは、残念ながら必要なミネラル・ビタミンが十分に摂取できません。

緑黄色野菜とは、ニンジン、カボチャ、トマト、ピーマン、ホウレンソウなどの色の濃い野菜です。

緑黄色野菜の定義は「原則として可食部100グラム当たりカロチン含有量が600マイクログラム以上の野菜」と厚労省ではされていますが、トマトやピーマンなど、1回に食べる量や使用回数の多い色の濃い野菜も緑黄色野菜として認められています。

多くの場合、野菜が入っていたり、サラダが付け合せにあると「バランスがとれた食事」と安易に思いがちですが、そのサラダの内訳が種類や栄養素で理解できて初めて、バランスがとれているかどうかの判断ができると言えるでしょう。

次に、**ワカメやコンブ、ひじきなどの海藻類とゴマやクルミなどの種子類**です。これらはマグネシウムやカルシウム、亜鉛、鉄などのミネラルをバランス良く含み、ビタミンも豊富に含まれています。種子類は良質な脂質も摂取できるため、必ず摂取したい食品です。

和食では定番の**きのこ類や芋類**もおすすめです。

きのこは食卓では脇役になりがちですが、低カロリーでありながらビタミンが豊富で、野菜に負けないダイエットの味方になってくれますから、まさに高N／Cレートの代表ともいえます。

芋類は穀物なので炭水化物になりますが、サツマイモ、さといも、やまいもはカリウムやビタミンC、ベータカロチン、食物繊維が豊富ですし、食材として取り入れるのは問題ありません。

次は、三大栄養素の中でも不足しがちな**タンパク質**を摂りましょう。

これが豊富なのは**豆類と魚類**です。肉類は食べてはいけないわけではありませんが、タンパク質摂取を10とすれば、8が豆か魚。肉は食べすぎると腸内で腐敗を起こしやすいので2ぐらいにしておいたほうが、栄養バランスが摂りやすいでしょう。

豆類は、納豆や味噌汁、豆腐などの大豆のほか、枝豆やソラマメもおすすめです。もちろん、ミネラル・ビタミンも豊富で、消化に負担をかけませんが、発酵させている納豆や味噌のほうが特に体には有益です。

また、唯一ダイエットにおすすめの動物性タンパク質が魚類です。魚には、他にもDHAやEPAなど体脂肪になりにくい良質な油が含まれており、ミネラルも豊富で、植物性食品では摂取が難しいビタミンB群も摂取できます。豆類では不足しがちな栄養素をバランス良く吸収がしやすい上に良質な動物性タンパク質の摂取ができます。

おすすめはサバやイワシ、サンマ、シラスなどで、一匹丸ごと食べられる小型の魚です。というのも、環境汚染で海や川が重金属や化学物質に汚染されている場合、食物連鎖によって小型よりも大型のほうが有害物質の蓄積濃度が高くなるためです。特にマグロやカジキ、キンメダイなどは多量に食べないほうが良いでしょう。

マゴワヤサシイで簡単に痩せられる

これら**日本の昔からある食材を総称して、マゴワヤサシイ食品と呼びます。**マが豆類、ゴがゴマなどの種子類、ワがワカメなどの海藻類、ヤが緑黄色野菜、サが小型の魚、シがしいたけなどのきのこ類、イがイモ類です。

これらを主菜、副菜として、さらに**玄米と味噌汁をプラスした食事が、内臓に負担をかけずに消化吸収をしてくれて、さらにはミネラル・ビタミンを豊富に摂れる、高N／Cレート食品**というわけです（本書の付録では、「マゴワヤサシイ」が手軽に摂れるレシピも紹介しているので参考にしてください）。

■図7　高N/Cレートの食品

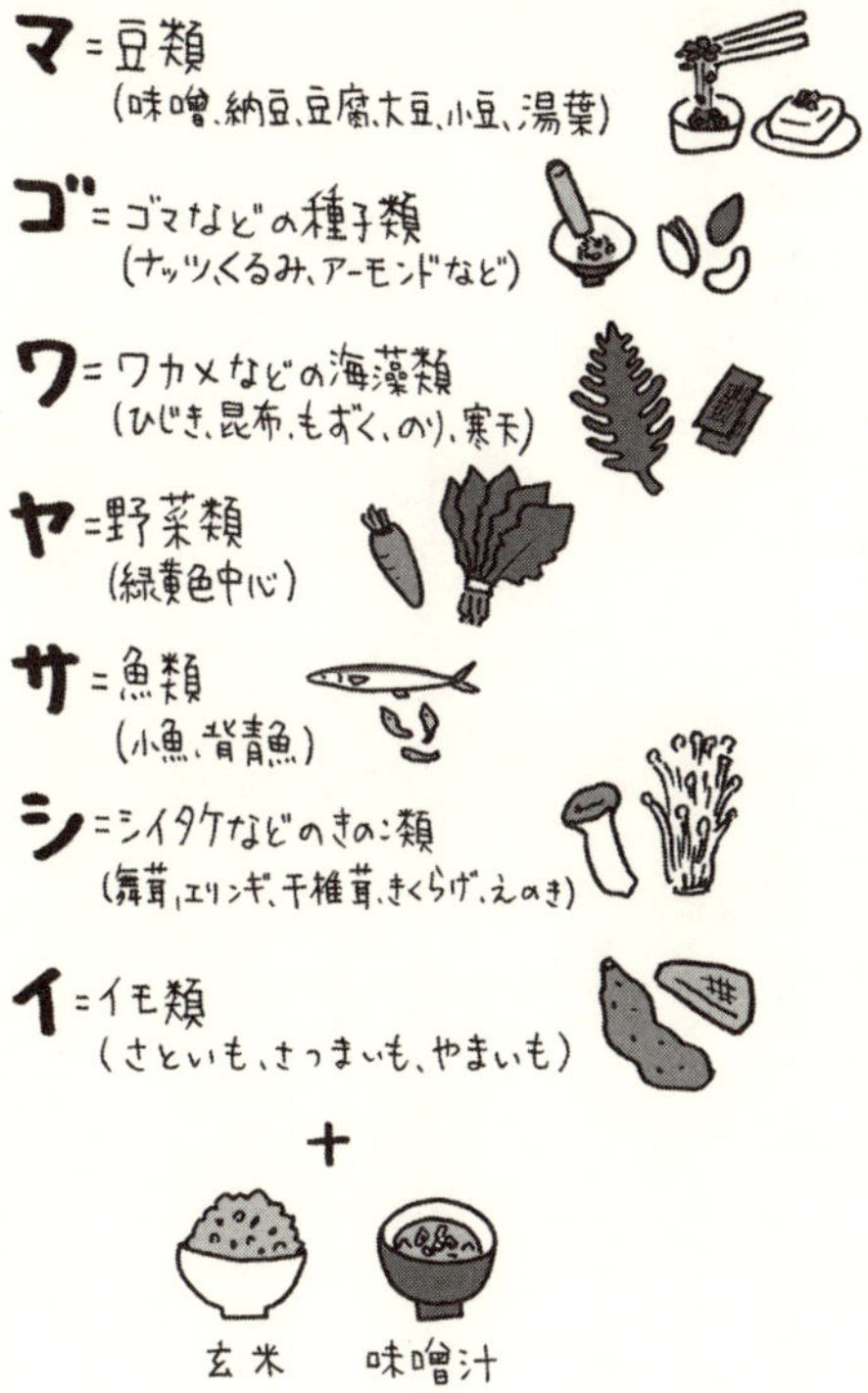
マ=豆類
(味噌、納豆、豆腐、大豆、小豆、湯葉)
ゴ=ゴマなどの種子類
(ナッツ、くるみ、アーモンドなど)
ワ=ワカメなどの海藻類
(ひじき、昆布、もずく、のり、寒天)
ヤ=野菜類
(緑黄色中心)
サ=魚類
(小魚、背青魚)
シ=シイタケなどのきのこ類
(舞茸、エリンギ、干椎茸、きくらげ、えのき)
イ=イモ類
(さといも、さつまいも、やまいも)
+
玄米
味噌汁

これらの食材のほとんどで良質な食物繊維が豊富に摂れるため、しっかり食べることで便通を促すことも可能ということも大事なポイントですね。

便秘にはヨーグルトという認識がある人は、ぜひこの「玄米＋味噌汁＋マゴワヤサシイ」の食事を積極的に食べてみることをおすすめします。

逆に、オムライスやスパゲッティ、カレーライスや焼きそば、サンドイッチ、ラーメンやピザなどは、ミネラルやビタミンが不足しやすく、にもかかわらず高カロリーという、まさに低N／Cレートな食品ですから、太りやすく健康にも良くないということが言えるでしょう。

朝はパンで、お昼や夜にこのような食事を摂って、さらにはお菓子で間食したり、週に何回もお酒を飲みに行ったりしていれば、太りやすくなって当たり前なのです。

生まれつき太りやすい体質だとか、忙しいので運動不足だとか言う前に、このような食事を見直していくことが最も重要です。

むろん、これらのメニューを摂取してはいけないとか、お菓子やお酒を一切摂ってはいけないということではありません。

何が必要で、何が無駄なのかを判断できる人は、それらに偏ることはありませんからね。時々の嗜好品として摂取するくらいであれば、瞬時に太ってしまうこともありませんから、そういう時は良質なサプリメントなどを利用して、とにかくトータルバランスを保てるように食生活を見直すということが、ダイエットに必要なのです。

和食は良い！ということをお伝えしてきましたが、ここで少し注意したいのが、和食にもデメリットがあるということ。

和食は糖分と塩分が多いのです。

和食は味付けに砂糖を使うことが多く、調理法によって主食以外の糖質を増やしてしまいかねません。

また、欧米人と比べても、日本人のほうが塩分の摂取量が多いとも言われ、食性から言っても塩分濃度は高くなってしまいがちです。血圧やむくみの面からも気をつけたいところですから、味付けは濃くしないということがポイントのひとつです。

食べても太らない油で痩せる

三大栄養素であるタンパク質、脂質、炭水化物の中でも、炭水化物の次に太るイメージの強い脂質。この摂り方もとても大事です。

ダイエットというと、以前は炭水化物をカットするダイエット、または脂質をカットするダイエットというものが主流でした。

炭水化物については第2章でも述べましたが、たいてい摂りすぎている人が多い上に、多量摂取したくない種類の炭水化物が多いので、摂取の仕方は十分に気を使いたいところですが、減らしすぎは体のためにはよくありません。

脂質については、これもすべてカットしてしまうことは危険ですし、体に良くありません。ですが、脂質を摂取するとそのまま体脂肪として取り込まれるから、とにかくカットしたほうがよいと思っている人も多いのが現状です。

しかし**実際は、カットすべき脂質と積極的に摂ったほうが良い脂質に分かれます。**脂質をカットしすぎると何が起こるかというと、まず美容面では乾燥肌や髪の毛が痛みやすくなるなどの影響が出る可能性があります。

そもそも、私達の体は細胞が集まってできているのですが、その細胞を取り巻く細胞膜という膜を作っているのが脂質なのです。

また、体にとって重要な要素であるホルモンの材料にもなりますので、筋肉を作ったり、体脂肪を燃やしたりなどをしてくれるホルモンが上手く働いてくれなくなります。結果的には体の調子が良くならないということにもなりますし、女性の場合は月経不順・ＰＭＳ（月経前症候群）などが起こることもあります。

脂質について詳しく説明するためには、まず脂質が分解されたあとの脂肪酸のお話をしましょう。

まず脂肪酸は、食べ物によって**飽和脂肪酸と不飽和脂肪酸**というものに大別されます。

飽和脂肪酸はざっくり言うと「脂」です。
不飽和脂肪酸は「油」。

この違いはいたって簡単。脂とは、常温で塊になっているような肉の脂などです。これらは、熱を加えても形がある程度残っている脂。当然、これを食べて体内に入れば、それだけたくさん消化に熱を要し、消化がとても大変になります。
また、摂りすぎると血液をドロドロにして血栓症などの原因になるといわれていますので、摂取はできるだけ控えるべき脂でしょう。

そして、もうひとつの不飽和脂肪酸についてですが、これには**オメガ9、オメガ6、オメガ3**といった種類があります。
オメガ9は一価不飽和脂肪酸とも呼ばれ、体内でも合成ができるため、必ずしも食事から摂る必要はありません。この脂肪酸はオリーブオイル等が代表的なのですが、融点が高いために加熱調理に向いています。

次にオメガ3とオメガ6ですが、これらは必須脂肪酸と呼ばれていて、体内では合成できず、食事などで体外からしか摂取できない脂肪酸なのです。

しかし、この2つの脂肪酸は、正反対の性質があり、**日本人のほとんどはオメガ6を摂りすぎで、オメガ3がまったく摂れていません。**

オメガ6というと、普段皆さんが口にしている食事の油のほとんどで、揚げ物や焼き物で使用する油が、オメガ6の油だというとわかりやすいかもしれません。

逆に**オメガ3はサバやイワシなどの背の青い魚に多く含まれている脂肪酸で、その他はくるみやアーモンドなどのナッツ類、亜麻仁油（フラックスシードオイル）やエゴマ油等にも多く含まれています。**一般的に、私たちはこの脂肪酸が不足していると言われています。

このオメガ3とオメガ6は、正反対の性質があると言いましたが、現在危険視されているのはオメガ6過多の生活をしている人達です。

オメガ6過多は太りやすく痩せにくい

オメガ6は飽和脂肪酸と同様、血液をドロドロにします。そして体内の炎症を強くする作用があるといわれています。これは、単純に生活習慣病が原因で起こる脳梗塞や心筋梗塞、がんなどの病気を引き起こしやすくなるそうです。

もっと身近なところでは、アトピー性皮膚炎や花粉症などのアレルギー症状の原因ともいわれています。

アレルギーは体内で起こる炎症作用と体の拒否反応ですから、オメガ6過多の食生活をしていると、アレルギー症状が起きやすくなるのです。体内の炎症作用が強くなってくると、痩せるために必要なホルモンを受け取るための受容器にも影響を

■図8　摂りすぎている油、摂りたい油

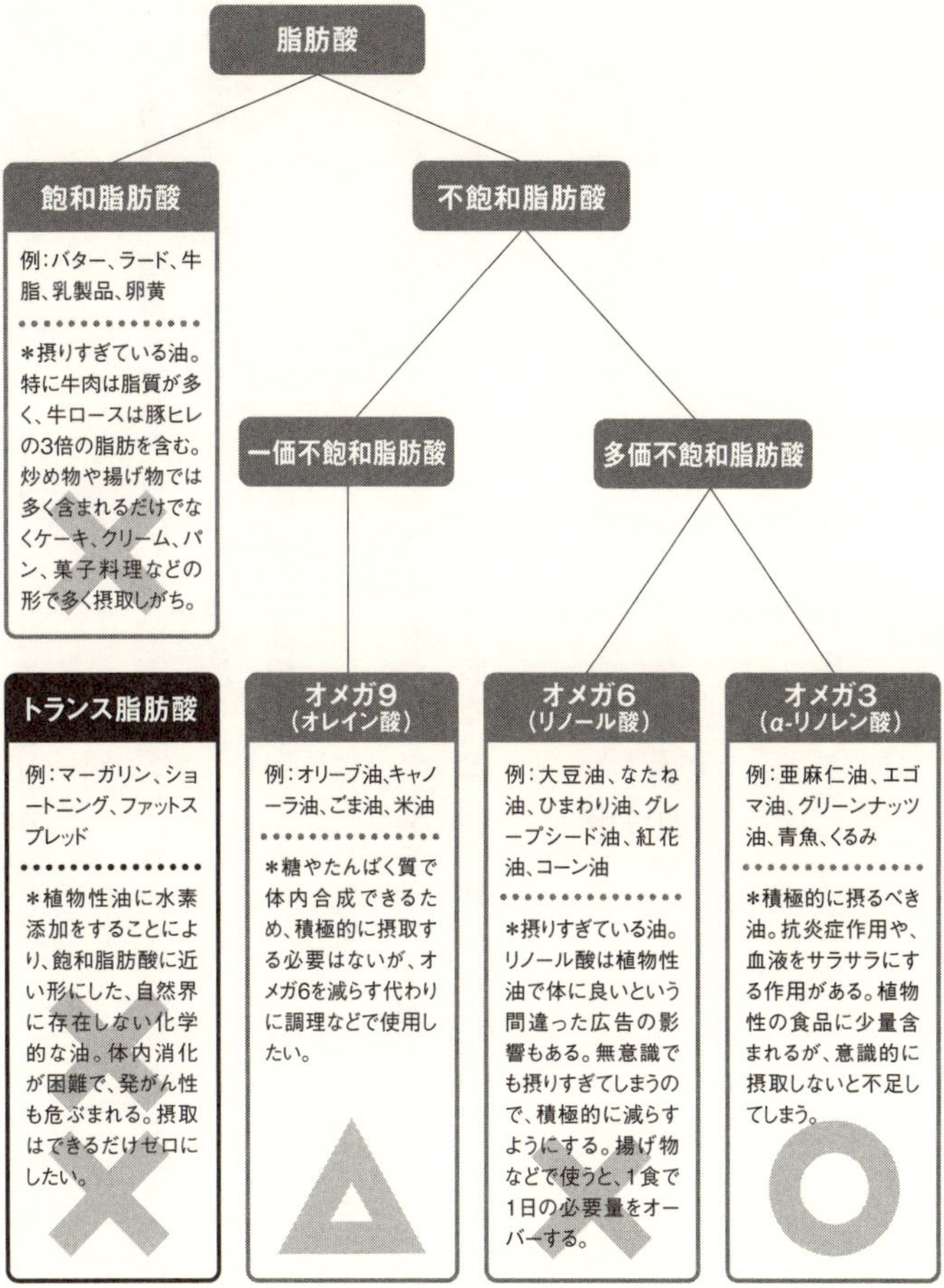

脂肪酸
飽和脂肪酸
例：バター、ラード、牛脂、乳製品、卵黄
＊摂りすぎている油。特に牛肉は脂質が多く、牛ロースは豚ヒレの3倍の脂肪を含む。炒め物や揚げ物では多く含まれるだけでなくケーキ、クリーム、パン、菓子料理などの形で多く摂取しがち。
不飽和脂肪酸
一価不飽和脂肪酸
多価不飽和脂肪酸
トランス脂肪酸
例：マーガリン、ショートニング、ファットスプレッド
＊植物性油に水素添加をすることにより、飽和脂肪酸に近い形にした、自然界に存在しない化学的な油。体内消化が困難で、発がん性も危ぶまれる。摂取はできるだけゼロにしたい。
オメガ9
（オレイン酸）
例：オリーブ油、キャノーラ油、ごま油、米油
＊糖やたんぱく質で体内合成できるため、積極的に摂取する必要はないが、オメガ6を減らす代わりに調理などで使用したい。
オメガ6
（リノール酸）
例：大豆油、なたね油、ひまわり油、グレープシード油、紅花油、コーン油
＊摂りすぎている油。リノール酸は植物性油で体に良いという間違った広告の影響もある。無意識でも摂りすぎてしまうので、積極的に減らすようにする。揚げ物などで使うと、1食で1日の必要量をオーバーする。
オメガ3
（α-リノレン酸）
例：亜麻仁油、エゴマ油、グリーンナッツ油、青魚、くるみ
＊積極的に摂るべき油。抗炎症作用や、血液をサラサラにする作用がある。植物性の食品に少量含まれるが、意識的に摂取しないと不足してしまう。

与え始め、結局のところ、太りやすく痩せにくい体質をも作り出してしまいます。

逆に**オメガ3は、血液をサラサラにして、細胞膜を柔らかくし、炎症を抑える作用があります。**積極的に摂取をしていくべき油です。

ちなみにオメガ3とオメガ6の割合は、理想が1対4程度と言われています。なんだ、オメガ6は4倍も摂っていいんだと思われるかもしれませんが、現実で言うと、現代人の摂取割合は1対10〜50と言われていて、**魚を食べる習慣がない人などは、まったくと言っていいほどオメガ3は摂取できていません。**

普段の食生活では、積極的にオメガ3を摂取して、オメガ6をできるだけゼロにするつもりでバランスがとれるくらいと考えたほうが良いでしょう。

ダイエットの救世主、痩せホルモン「レプチン」

体脂肪を燃焼させるためには、体脂肪を燃焼させるホルモンがしっかり使われないといけません。そういったホルモンはたくさんありますが、そのひとつにレプチンというホルモンがあります。

レプチンは、脂肪細胞から分泌されるホルモンで、体脂肪が増えてくると体のバランスを整えるために、代謝を上げて痩せやすくしてくれる「痩せ」ホルモンです。

つまり、人間の本来の機能には、体脂肪が増えすぎると勝手に痩せやすくなって、太らないようになるシステムが備わっているということです。

しかし、現実には、肥満から引き起こされる生活習慣病の原因、メタボリックシンドロームがこんなに騒がれています。これはいったいどういうことでしょうか？

まさに、その原因がオメガ6やトランス脂肪酸を多く摂取している現代の食生活であると言われているのです。

実際に体脂肪が増えてくれば、脂肪細胞から必要に応じてレプチンが分泌されているのですが、**問題はそれを受け取るための受容器（レセプター）が狂ってしまうと、レプチンを上手く受信できなくなってしまうのです。**

そうなれば当然、そのホルモンは作用しません。このレセプターを狂わせてしまう原因が、悪い脂肪酸の影響で起こる細胞の炎症によるものなのです。

オメガ3の油が少なく、炎症を強くするような油を摂りすぎていると、レプチンを受け取るための受容器が上手く作用しなくなってしまいます。

血糖値の話の時も、インスリンの過剰分泌で血糖値のコントロールが上手くできなくなると述べましたが、私達の体は、細胞分裂をはじめ、筋肉を作ったり脂肪を燃焼したりという代謝を起こさせるためにはホルモンが必要です。その材料となる脂質を必要なだけ必要な種類のものを摂取するのはもちろん重要で、また摂りすぎると逆に悪影響を与えると言うことを知っておかなければいけません。

痩せるためには必ず油を摂取しなければならないのです。

そのためには新鮮な小魚からの油、そして亜麻仁油やナッツ類などからのオメガ3の摂取を積極的に行う必要があるのです。

逆に動物性からの飽和脂肪酸の摂取は極力控え、揚げ物や加工食品からのオメガ6やトランス脂肪酸などの有害な油はできるだけ排除するように心掛けていくようにしましょう。

揚げ物は基本的に1食で1日のオメガ6の摂取量をオーバーしてしまいますから、1日に2品目以上摂取するのはおすすめできません。

また、加工食品では原材料名に「植物性油脂」と記載があればトランス脂肪酸かオメガ6と考えるのが妥当です。

マゴワヤサシイを中心とした食事をしていれば基本的に間違いはありませんが、それでも外食や洋食を食べたいという時は参考にすると良いでしょう。

成功のコツは腸内環境にあり！

腸内環境というと、まず思い浮かぶのが便通ではないでしょうか？　特に便秘は女性の４人に１人が悩まされているといわれています。

太っている人に便秘の人が多いという傾向のデータはありませんが、便秘にはさまざまな弊害があります。美容的には肌荒れやむくみなどがありますが、健康面ではアレルギーや免疫力の低下が考えられます。

特に、ダイエットをしている女性は、食べる量自体が少なく、便秘がちになっている場合があります。そういう場合、便秘対策というとどうしても野菜やヨーグルトといった「食物繊維」と「乳酸菌」を摂ってみるという安易な方法に走りがちです。

また、男性で多いのは肉などの動物性食品や加工食品の摂りすぎによる便秘、もしくは腸内環境の悪化です。男性の場合は、食生活が悪くても食べる量が多いという理由で、押し出し式で便が出ているため腸内環境が悪化していることに気付きにくいということもあります。

腸内環境というのは、腸内細菌のバランスのことをいうのですが、**腸内の善玉菌と悪玉菌、どちらでもない日和見菌のそれぞれが調和を保っているのが良い状態**ということです。

腸内環境が悪化する原因としては、まず食物繊維が含まれていない、もしくは少ない食べ物を食べることが多いことが挙げられます。

食物繊維がまったくないのは動物性たんぱく質。ほとんどないのは加工食品類です。これらが腸内で腐敗を起こしてしまう原因となるのです。

腐敗が進み、悪玉菌が増えて腸内環境が悪化すると、それらがアンモニアなどの有害なガスを発生させてしまいます。これは、オナラが臭いというだけではなく、口臭や体臭、肌荒れや吹き出物の原因になります。

1日に最低1回しっかり便が出るようになり、便がお腹に溜まらなくなるだけで、お腹周りが物理的にスッキリする人はもちろん多いですし、便秘が解消されたことで顔色や体調が良くなり、痩せやすくなったという人もたくさんいます。

やはり、食生活改善とともにダイエットと快便はセットになっているようです。

玄米を食べるとお腹が張る理由

では、具体的にどうすればよいのかということですが、やはり最初に出てくるのが食物繊維の摂り方。

皆さん案外ご存じないのが、食物繊維は不溶性と水溶性の2つの種類に分かれるということ。そして、**食物繊維は摂っているつもりでもどちらかに偏っていると逆に便秘の原因にもなってしまう**可能性があるということです。

特に、玄米を食べているのにお腹が張って便秘になってしまう……という人に多いのがこれ。玄米に多い不溶性食物繊維は水を吸収して腸内で10倍にふくらんでカサを増やす役目をしてくれます。
このカサによって便が押し出されてくれればいいのですが、これをしっかり出してくれるためには水溶性食物繊維が必要なのです。

水溶性食物繊維は海藻類などに特に多く、水に溶けて食物をドロドロにしてくれます。

一般的に食物は不溶性食物繊維が多く、水溶性のものが少ないので、食事の際、水溶性食物繊維の多い海藻類・豆類・芋類・根菜類・きのこ類などが不足しないように心がけると良いでしょう。
朝食に摂るフルーツなども効果的です。また、玄米だとどうしてもお腹が張るという人は、水溶性食物繊維が多い押し麦を使って、麦ごはんや雑穀ごはんにしても良いですね。

また、腸内環境を良くするためには、善玉菌を活性化させる必要があります。善玉菌というと、どうしてもヨーグルトというイメージがありますが、乳製品であるヨーグルトは動物性でもあるので、腸内を荒らしてしまう場合もあります。

ですから、ヨーグルトの効果を感じられない人は無理に食べる必要はありません。乳酸菌等の善玉菌はヨーグルト以外の発酵食品でも摂取できますから、**納豆や味噌、漬け物、キムチなどを積極的に食べるとよい**でしょう。

恐怖！ リーキーガット症候群

便秘とは別に、最近よく耳にするのが**リーキーガット症候群**というもの。

腸（Gut）の粘膜に穴があき、異物（たんぱく質や菌・ウイルス等）が血液中にあふれ出る（Leak）病気、日本語では腸管壁浸漏症候群といいます。

腸に穴があくなんて怖いことですが、**これが便秘や体臭の原因だけではなく、アトピーや花粉症や喘息、その他の食物アレルギーの原因**ではないかともいわれています。便秘ではないけれど、肌荒れや体臭がひどいという男性は、リーキーガット症候群を疑ってもよいかもしれません。

本来腸壁の粘膜には強いバリアがあって、異物を入れないようにしているのですが、ここに穴があいてしまうとウィルスなどが入りやすくなるだけでなく、未消化のタンパク質が正常に吸収されないまま侵入してしまうことにもなり、これがアレルギーの原因ともなります。

結果的に、ミネラルやビタミンを上手く吸収することができないために、栄養を摂取しているのに吸収ができていないということになってしまいます。

実は、98ページでふれているグルテンもこの腸壁を傷つける原因として挙げられています。このリーキーガット症候群は、腸内環境の悪化のすえ起こっていると考えられるため、食べるものの種類には十分注意する必要があるといえるでしょう。

なお、**リーキーガットは肥満を招く**ともいわれているため、結局のところせっかくカロリーを落としたり、栄養素をしっかり摂ったとしても、それを吸収するための消化器がうまく機能していない場合、まったく効果が出ないということも考えられるわけです。

リーキーガットの予防・改善のためには、動物性食品・小麦等の穀類・アルコールなどを避け、先ほどの食物繊維の摂取や、腸壁を保護するオメガ3系の油を摂取するということも重要です。

太る食べ物と太らない食べ物を見極める

どうしても太ってしまう、なかなか痩せられないという人のほとんどが、不必要なものの摂取のしすぎであり、本当に必要なものが足りていないということをここまでずっと述べてきました。

人間は、お腹いっぱいにものを食べなければいけない必要はなく、栄養価の高い食べ物を少量だけ食べているほうが長生きすると言われています。

現代のようにいつでも食べ物が手に入り、好きなもの、美味しいと思うものを好きなだけ食べられる……こんな状態になった時代を体験するのは人類の歴史でもほんの最近のことです。

大昔から飢餓と戦ってきた私達人類は、逆境に耐えるためには、どんどん体をそれに適応させていこうとするのですが、甘やかすと逆にその高い能力を低下させて、省エネになってきてしまいます。
最近は殺虫剤がきかないゴキブリが多いそうです。それは、人類がゴキブリを邪魔だとたくさん駆除していった結果、殺虫剤が効くゴキブリよりも効かないゴキブリの方が増えたのだといわれています。

つまり、飢餓に耐えうるために、少しの栄養を脂肪として蓄えやすくするという能力は、進化の過程で必要なことだったといえます。逆に、今ではうらやましがられるような、いくら食べても脂肪にならず、代謝してしまうような体質の人は、飢餓環境に耐えられずに餓死していたに違いありません。

逆にいつでも食べ物が手に入る現代においては、食べ物を食べるとすぐに肥満になり、その上病気になってしまう人々はこの環境に耐えられず淘汰されていき、肥満による病気になりづらい遺伝子だけが残っていく……と考えると怖いですね。

ダイエットの話に戻りますが、本来、体が欲している新鮮な食べ物は、なんでもかんでも簡単に手に入るわけではありません。特に食べていただきたい新鮮な魚の刺身などは、家ではもちろん、外食でも気軽に食べられません。季節の野菜やフルーツだって、物流の関係で質が落ちているものが多いのが現状です。

つまり、いつでも食べられるものの中には、人間が保存を効かせるために化学的に加工したものも多いということです。

昔の保存食というと、乾物や漬け物、発酵食品が主流でした。これらは自然を利用した形で作られた、とても良い食品です。

しかし、今は不自然に加工した保存料が大量に使われた食べ物が多く、また、大量生産のせいで質の悪いものの味を良くするために人工調味料で味付けをしたり、色や形を加工したものも多いのです。

安く手に入る食材ほど、原価はとんでもなく低く抑えられ、不自然な加工をして大量生産、長期保存が可能な食べ物であると言えます。

1日に必要な栄養素の量は厚生労働省からも公表されていますが、必ずしも毎日それに見合った量を摂り続けなければいけないわけではありません。むしろその栄養量を満たしながらも、お腹いっぱい食べないほうが健康に良いのであれば、それこそ栄養価の高いものを少量摂っているほうが良いということになります。

機械で大量生産をするために使われる食品添加物。大量生産すれば、それだけ在庫が残るわけですから、味を落とさないためや、コストを下げるために、化学合成された調味料や保存料を使うわけです。美味しく見せるために着色料を使うこともあります。

つまり、食品添加物を使うのには、必ず理由があるから使うのです。でなければ、わざわざそこにひと工夫する必要なんてありませんし、逆に使うことでコストが下がることがほとんどなのです。流通のために使われた、人間にとってはまったく必要のないものを摂取する意味はありません。

では、私達が摂取する理由はなんでしょうか？

恐らく、値段が安いからという金銭的な理由や、気軽に手に入る、味覚が狂ってしまいそれを美味しいと感じるということもあるでしょう、

3倍高いものを買いなさい！

では、太る食べ物と太らない食べ物の見極め方をまとめましょう。

まず太る食べ物をおさらいします。

太りやすい食べ物は、不自然な食べ物であることが多いということ。

どれだけ精製されているか、どれだけ化学合成されたものが入っているかが判断の目安になります。

お菓子はその典型で、特にコンビニで売っているようなスナック菓子や菓子パン、チョコレート、シュークリームなどのスイーツなどは、大量に精製された砂糖やトランス脂肪酸が入っており、さらに香料・保存料も大量に使われています。

お菓子を食べるなとは言いませんが、どうせ食べるのであれば、そういったものが入っていない上質なお菓子を選びましょう。

上質であれば太らないということではありませんが、上質なお菓子は素材も良いものを使っていますし、その分価格が高い。必然的に量も少なく、価格が高いのでたくさん買わなくて済みます。

実際、私は毎日のチョコやケーキがやめられないというクライアントには「3倍高いものを買いなさい」とお伝えしています。

コンビニでは200円のスイーツも、デパ地下の600円のケーキならそうしょっちゅうは食べられませんね。頻度を減らさざるをえないでしょう。量は3分の1、満足度は3倍です。ぜひ、添加物の少ない本物を食べようではありませんか。

これは、お菓子だけに限りません。その他、同じように大量生産されているであろう出来合いのお弁当。梅干しや漬け物にベッタリ着色料がついていませんか？そういう場合は、他の食べ物にも化学調味料や保存料がたくさん使われている可能性が大です。

異常に量の多いご飯や、味付けの濃い油物、少ない野菜にももちろん目がいきますが、栄養素の量やバランス以前の問題がありますので、こういった市販品を食べながら、ダイエットというのはまず無謀ではないかと思います。

次に清涼飲料水です。水やお茶以外の飲み物は、ダイエット中には適しません。ゼロカロリーや濃縮還元の野菜ジュースや果物ジュースは前述の通りですから、ダイエットに限らず、健康のためにも清涼飲料水は食べ物以上に気をつけてください。

ここまで挙げると、正直、いったい何を食べて良いのかわからなくなってくるかと思いますが、**つまりは、すぐに、安価に手に入る食べ物を摂取しないということが大事です。**

気持ちの面でも、お腹が空いたら何かを食べなければいけないとか、朝、昼、夜に必ず3食食べなければいけないというルール、とにかくお腹いっぱい食べたいという衝動で食事をしていると、いつまでたっても痩せられない状態に陥ります。

お腹が多少空いても、少し我慢していればおさまりますし、**血糖値が下がって集中力が低下したりイライラするのは、普段の食生活が原因ですから、その改善さえすれば、血糖値のコントロールが自分でできるようになり、お腹がそんなに空かなくなり、集中力の低下やイライラもなくなります。**

外食も危険度が高いと言われていますが、安さをウリにしているチェーン店でなければ、コンビニなどよりも安全性が高いと思われます。オーガニックレストランなど、食の安全にこだわっているお店も最近は増えてきましたね。

もちろん、安さ・美味しさを優先している場合、不必要に味を濃くしていたり、油が多かったり、栄養バランスが取れていない等の問題がありますが、添加物の面で言えばコンビニよりはベターですし、食べるメニューは自分で選べますから、そこを上手く選択していきましょう。

原型がわかる食べ物は太らない

では、太らない食べ物についてです。

何度もお伝えしていますが、太らないと言っても食べすぎれば当然太ります。どんなに太りにくい食べ物でも、摂取カロリーが消費カロリーをオーバーすれば脂肪は蓄えられますし、太りやすい食べ物を少量しか食べていない人が太りにくいものを普通に食べている人よりも痩せているなんてことは普通にあります。

健康とのバランスを考えての話ですから、この食べ物はいくら食べても太らないということと勘違いだけはしないように注意してください。

太りにくい食べ物とは、食べ物として原型がなるべく崩れていないものです。そして、調理がされていない生のものもおすすめです。

具体的には野菜や果物、刺身や海藻、きのこ、芋類などの高N／Cレートな食べ物です。

コンビニなどで食品を購入する際も、パッケージの原材料名をチェックしてください。第1章でもふれましたが原材料名に食品の名前がそのまま載っていて、他に何も書いていないものなどはすごく良いのです。

また、原材料名は多く含まれているものから順番に書いてありますから、体に良くなさそうな物質が、前のほうに記述されている場合は、注意をしましょう。

ちなみに私が個人的にコンビニで買う食べ物というと、ミネラルウォーター、バナナと干しいも、無塩のミックスナッツくらいです。

現代社会において、現代において自然に近い食べ物を確保するのは大変だということなんですね。

太りにくい食べ物は、たったこれだけ？　という感じになってしまいましたが、これだけしか食べてはいけないということではもちろんありません。

太りやすい食べ物、つまり加工精製された食べ物を摂取しても、その他でバランスを取るようにしていけば問題はありませんので、どこまでどうするかは、その人個人の判断によります。

結局のところ、**食べすぎないことを基本にして、栄養価の高いものを少量食べるという習慣を実践するのが良い**ということになりますが、そのためには何にどれくらいの栄養があるのかという知識が皆さんに必要だということです。

「簡単に〇〇だけ食べていればいいというダイエットをすれば、一生それで大丈夫」なんてことは、私からは言えません。

太らないアルコールとの付き合い方

お酒を飲むと太るというのは、嘘であり本当です。というのも、アルコールは付き合い方によってまったく変わってくるからです。

アルコール自体には一応カロリーはあるのですが、体内で吸収・蓄積される前にほとんどが燃焼されてしまうためエンプティカロリーと呼ばれています。

つまり、アルコールだけでは太らないと考えるのが有力です。

大きな問題は2つあります。

まず1つめは、お酒に入っている糖質の量。

お酒は2種類に分けられることをご存じですか?

●醸造酒：日本酒、ワイン、ビールなど
●蒸留酒：焼酎、ウィスキー、ブランデーなど

醸造酒は穀物や果汁などをアルコール発酵させたもの。糖質を多く含みます。

一方、蒸留酒は醸造酒を蒸留してアルコールなどの揮発成分を濃縮したもので、「蒸留」によって糖質がカットされています。

アルコール度数が低く、糖質が多いビールなどは、たくさん飲んでしまいがちで、結局のところ清涼飲料水より危険な場合が多いのです。甘いサワーやカクテルなどは論外ですね。

このようなお酒を毎回3杯以上飲んでしまうのは単純に糖質過多ということになりますから、アルコール以前の問題です。

必然的に、**太らないのは焼酎やブランデー、ウォッカ、ウィスキーなどの蒸留酒**ということになります。これらの蒸留酒を、糖質が含まれないものと割って飲む分

にはまったく問題ありません。もちろん砂糖たっぷりの甘いドリンクと割ったら意味がないので気をつけてくださいね。

では日本酒・ワイン・ビールなどの醸造酒は一切ダメなのか？　ということですが、これも付き合い方です。

ポイントは安いものを飲まないこと。これはお酒全体でいえることですが、安いものは不純物が多く、その分肝臓に負担をかけるため、悪酔いがしやすく無駄に身体に負担をかけることになります。**良いものを適量飲む**という心がけが一番大事でしょう。

例えば、ウーロンハイを飲みたいなら、質の良い焼酎のウーロン茶割を頼むのもコツです。

糖質を避けるために、**添加物の多いカロリーオフなどの発泡酒に手を出さないように注意**をしましょう。

問題の２つめがおつまみです。お酒で太る原因は、お酒自体より一緒に食べる食べ物だといいますが、そのとおりです。

お酒を飲むことで食欲が増し、脂肪を吸収しやすくするともいわれていますから、飲む時に何を食べるのかはものすごく重要です。


まず、炭水化物はできるだけ避けること。糖質が含まれないお酒を飲むのであれば通常の食事分くらいであれば問題ないですが、醸造酒を飲む場合はその分も考慮して減らしたほうがよいでしょう。**締めのラーメンは最も避けるべき**です。

炭水化物を摂取する場合でも、やはり野菜やきのこ、海藻類などを積極的に摂取すれば血糖値の上昇を抑えられます。またオクラややまいも、なめこなどのネバネバ食品も有効です。

太らない「おつまみ」はこれ！

結局、どういうものがおつまみに良いかというと、これも「マゴワヤサシイ」の食材に尽きます。

例えば次のようなものです。

- ●魚の刺身
- ●カルパッチョ
- ●魚介類の汁物
- ●ミックスナッツ
- ●枝豆
- ●海藻サラダ
- ●きのこの和え物など

では、なぜこれら「マゴワヤサシイ」がいいのかの説明もしましょう。

アルコールが肝臓で分解されることはご存じだと思いますが、同時にビタミンとミネラル（具体的にはビタミンB群とマグネシウムや亜鉛）も消費します。これらは、前述のとおり、体脂肪燃焼にも必要な栄養素なのです。

いずれも糖質の代謝やタンパク質の合成といった、体内の酵素活性に必要な栄養素なので、アルコールの分解によって消費して不足してしまうと、太りやすく痩せにくくなってしまいます。

ですから、お酒を飲む時にも、それらを補い、飲んだ次の日のリカバリーのことも考えておくと良いでしょう。

断食はダイエットになるのか？

ここまで、どう食べればいいのか？についてお話をしてきましたが、この章の最後に、「食べないこと」についてお話ししましょう。

つまり、断食です。

最近、プチ断食という言葉もちらほら耳にするようになってきて、断食への理解が少しずつ広がってきました。断食というとイメージが堅いので、私は英語でファスティング（以下断食と同意）という呼び方をして、クライアントにもおすすめしています。

一定期間食べないわけですから、当然痩せます。しかし、ファスティングはこれを目的の主軸としていません。

最大の目的は解毒（デトックス）です。

ここまで述べてきたように、私達の体内は、消化しきれない食品添加物や悪い細胞の残りカスでいっぱいです。

デトックスというと、半身浴や岩盤浴、ゲルマニウム温浴やサウナなどの汗をかく、マッサージで体をほぐして外へ押し出す、といったものがあります。これらは外から皮膚や内蔵へアプローチして解毒ができることもあるかと思います。また、運動などで体から毒素を出す方法もあります。

しかし、いくらこれらを行っても効果が出ないという人も多いのではないでしょうか？

私もフィットネスの現場にいて、たくさんのデトックスが必要だと感じるクライアントを見てきましたが、やはり前述したようなエステや運動などさまざまな方法でデトックスが上手くいかなかったという話を多く聞きました。

汗をかいたり、筋肉や内臓をマッサージするだけではないデトックスの方法を探して、出会ったのがファスティングでした。

目的はあくまで「健康」

ファスティングは、ドイツやアメリカなどの医療先進国では何十年も前から医療行為として用いられ、体の自己免疫力や抵抗力を高め、病気を自己治癒する方法として、広く認知されています。

このような絶食療法は海外ではすでに取り入れられていますが、日本では断食といえばまだ修行という印象のほうが強いことと、プチ断食というような呼ばれ方で、キワモノダイエットに分類されてしまいがちです。

私がすすめているのは、医療の分野で行う絶食療法と呼ばれるものではなく、**「低カロリーでありながら高ミネラル・ビタミンを含む発酵ドリンクを飲みながら**

行う、健康目的の断食」です。

医療の分野での絶食は、水だけで2週間ほどの期間行うのでひとりでは危険を伴いますが、この方法ならば普段の生活をしながら安全に行えるのです。

お腹が空いたら何かを食べるのが当たり前な現代人にとって「食べない」という選択はとても敬遠されます。

でも、体の調子が悪くなるのが体に毒が溜まっているせいだとしたら、それを解毒するためには最適な方法だと私は考えています。

人間以外の動物は、**体調が悪くなったり病気になったりしたら、物を食べなくなり、安静にしているのが通常**だそうです。

しかし、人間だけは、薬を飲んで栄養のあるものをたくさん食べましょうと言います。果たして、どちらが生き物として自然なのか？と問えば、なんとなくでもわかりますよね。

確かに、進歩した医療は、何もしなければ死や苦しみをもたらす病気や怪我を治す重要なものですし、まったく薬を飲まなくて良いだとか、病院で診察してもらう必要はないということではありません。

ただ、特に日本人はほとんどの人が気軽に保健医療を受けられる環境にあるがゆえに、生き物としての本来誰もが持っている自己治癒力をどんどん弱らせてしまっているのかもしれません。

「断食」で精神を整える

さて、ダイエットにおいてもファスティングは、とても有効な手段だと思います。食べないわけですから、当然体重は落ちます。

しかし、**何より大切なのは、体の生理的反応と精神面**だと、私は考えています。

まず生理的反応とは、普段のお腹が空いたら食べなければいけないという感覚の改善です。お腹が空くという感覚は、血糖値が下がってきた時に血糖値を上げたいという生理現象なのですが、普段私達は血糖値が下がると、外から食べ物を摂取することで血糖値を上げようとします。これを繰り返していると、単純に**自分の体のエネルギーを燃やして血糖値を上げようとする作業をサボってしまうことになります。**

つまり、自分自身での血糖値のコントロールを整える方法として、普段食べたいと思ってしまうところで我慢して食べないということを続けていると、だんだん自分の体内の脂肪等を燃やして血糖値を上げられるようになってきます。

その状態に慣れてくると、今までなかった生理現象が起こるわけですから、血糖値を下がりにくくすることができるようになるのです。

こうなることで、お腹が空きにくくなるということにもなり、食べすぎを防ぐことや「食べない」という選択ができるようにもなります。

生理的反応の改善にも伴うことですが、ファスティングはだいたい3〜6日間程度で行うものです。たったの数日ですが、皆さんは今までの人生で何も食べないで数日間を過ごしたことはあるでしょうか？　恐らくほとんどの人がないと思います。

実はこれがポイントで、**数日間何も食べなかったという経験は精神的にもとても達成感を味わえることなのです。**

そして、ファスティング期間が終わった後は回復期と言って、いきなり元の食生活に戻さず、できるだけ柔らかいものや、栄養価の高いものを少量だけ食べるということを数日間行います。

本期間よりこちらのほうが大変という声もよく聞きますが、ここまで徹底して計画的に自分の食欲をコントロールすることで、いつもなんとなく食べてしまうことを繰り返して太ってしまった人にとって、気付きと自信につながる体験になるのです。

以上のようにファスティングを行うことによる解毒効果や、体の生理面、精神面等の改善によって、体脂肪を燃やすためのスイッチが入り、ファスティング後もリバウンドをせずに緩やかに体脂肪を燃やしながら体重を落としていくことも可能になります。

なお、ファスティングについての詳しい内容などは、ぜひきちんと調べて、正しい情報を得てから行っていただきたいので、安易に水だけの断食や、市販の野菜ジュース等でいきなり何の知識もなく始めることだけはしないでください。

第３章
まとめ

◎ダイエットの鍵は高Ｎ／Ｃ（ビタミン・ミネラル）
◎「太らない油」で痩せやすくなる！
◎食べ物は３倍高いものを買いなさい
◎アルコールは飲んでもＯＫ
◎断食で痩せようとしない

第4章

ダイエットと運動とストレスの関係

足し算と引き算のバランスを考える

さて、ここまではこの本のタイトル通り、いかにダイエットにおいて、運動重視ではなく、食生活をしっかり意識することが必要なのかを述べてきました。

しかし、私も元々運動指導者ですから、運動がまったく必要ないことだとは思っていません。もちろん、運動もしっかり行ったほうが効果が高いのです。

ただ私は、あくまで運動を主軸としてダイエットを行い、知識もない状態でむやみやたらに食事制限などを行うことは、自分でリバウンドを作り出しているようなものなので、やめたほうがよいということを言いたいのです。

食事制限をすれば、摂取カロリーが減ります。そして運動すれば消費カロリーが増えるのです。結果、体脂肪も落ちるし、体重も落ちます。
しかし、これはどうしても非日常的であるばかりか、無計画すぎると私は思うのです。何かゴールを決めて、そこまでそれでがんばり続け、目標を達成したらすぐに前の生活に戻るのではなく、少しずつ戻していくとか、いろいろな方法はあるはずです。

世の中にはさまざまなダイエットの方法が出回っていますが、それらのテーマは結局は簡単や手軽という言葉を売りに、消費者を躍らせているにすぎません。今も昔も摂取カロリーを抑えて、消費カロリーを増やせば痩せるという図式は変わっていないのです。
しかし、それは誰もがわかっていることで、それを理解していないダイエッターなど存在せず、運動指導者も栄養士もそこを当たり前のように指導していることが多いようです。

ですが、**ダイエットの本質は、人間はその当たり前のことができないというとこ**

ろにあるなので、それを簡単にこなそうということではなく、とにかく病的に食べすぎたり、体に良くないものを食べたりしないように自制するためのメンタル面での改善がとても重要です。

食べないとか、動くとかいうのは、誰もがわかっている当たり前のことであり、それをどうやったらできるかという根本的なところへ持っていくべきなのです。

第2章でも、ダイエットは足し算ではなく、引き算をしてくださいと言いました。**太ってしまう人は、物事を足し算で考えがちなのです。**

皆さんには平等に1日24時間という時間が与えられていますが、そこを26時間にしたりすることなどはできないですよね。

今現在の生活で、それなりに24時間過ごしているわけですから、そこに何かをどんどん足し算していくとどうなるでしょうか。きっと体が無理をしている状態になりますね。これでは、よっぽどそのダイエットが楽しいと思えないと難しいものです。実際楽しいどころか、体には負担をかけているだけ……ということにもなりかねません。

ランニングや水泳を行い、痩せる効果があるというサプリメントをたくさん飲む――これは足し算になります。ランニングや水泳を続けていて楽しいのであれば自分の生活になじみますから、それはとても良いことです。

しかし、**ダイエットが目的で、イヤイヤやっている運動は続きません。**その上、食事制限などを行っていると、当然余計に食べたくなりますから、嫌なことと嫌なことを足してしまえばどうなるでしょうか。それでは続きませんから、やめた時に大きく引いてしまったその負の波は大きくなってかえってくるということです。

サプリメントだって、飲んで痩せればいいですが、そのようなサプリメントに頼って効果が出たら、一生それを飲み続けるのでしょうか。難しいですよね。

運動を増やすのではなく太る原因をやめる

逆に、効果的なダイエットを行う上で必要なのは、今の自分の生活から何をストレスなく引き算できるかです。

何をやめられるかを考えてみてください。

すべてを一気にやめる必要はありません。毎日アイスクリームを食べているなら、1日おきにしてみたり、カロリーが高めのものから低めのものに変えてみたりなどの変化をさせてみましょう。

毎日飲みに行ってしまうのであれば、それも同じように少しだけ減らしてみたり、飲んでいるお酒の種類をビールや日本酒から、焼酎やウイスキーに変えてみたりなど、少しでも変化させて、普通の生活になじませるのです。

今痩せられない理由である何かをやめないと、ダイエットは成功しません。

減らしすぎて不健康になってはいけませんが、とにかく運動を重視する人達は、今の生活に無理に運動をねじ込んで、減らすべきものを減らさずにストレスを溜めてしまってリバウンドか、食事を極端に減らしながら運動をしてストレスにストレスが重なってリバウンドということがとても多いのです。

つまり、運動を中心に考えた場合、極端に食事制限を行った場合などがリバウンドしやすく、減らすべきものを減らしてバランスの良い食事をしながら少しだけ運動をするのが長期的に見ても一番リバウンドしづらいということを、改めてご理解いただけたかと思います。

運動をやめると痩せる理由

私のところに相談に来られるクライアントには、現在これだけ運動をしているんだけど全然痩せない、という悩みをお持ちの人がたくさんいらっしゃいます。

ランニングやダンス、筋力トレーニング。運動しているのに、効果が見られないのは、いったい何がダメなのでしょうか？

こういう相談をいただいた場合、迷わず私はこう答えます。

「効果がないなら、とりあえずやめてみましょう」

案外、この「運動をやめる」という勇気がない人が多く、やめてしまうと余計今より太ってしまうのではないか？という不安を持つのですが、これは心配いりません。

人によっては**運動をやめて2週間程度で2、3キロ痩せたりします。**

それはなぜでしょうか？

運動をやめると消費カロリーが減りますから、単純に太るんじゃないかと思う人も多いでしょう。体脂肪だけで考えればもちろん消費カロリーが減るのは少し問題があるかもしれませんね。

しかし、運動して最初はダイエット効果が出たけれど、のちのち効果がまったくなくなったという人は、体が慣れてしまってマンネリ化している状態です。また、運動がその人には向いていなかったという場合もあります。

結論を言うと、運動をやめて体重が減るのは水分量の問題です。

説明が複雑になるのである程度割愛しますが、運動をすると筋肉中の水分量をたくさん蓄えるようになります。

わかりやすく言うと、水ぶくれ状態です。
筋肉中にエネルギーを蓄えたり水分量が増えたりすると、その分体重が増えるのです。これを筋肉がついたように感じて喜ぶ男性もいれば、腕や脚が張って太くなったと感じて、嫌がる女性もいます。

どんな理由であれ、思ったような効果が出ないものを続ける必要なんてありません。強度ややり方に変化を与えれば効果が出る場合がありますが、ここで運動に固執することなく、食事の改善にシフトするほうがよっぽど効果が出るということも私の指導経験上言えます。

前述のとおり、運動をするとそれだけ体がエネルギーをたくさん要求するようにもなりますから、食欲は当然増します。

これによって逆に食べすぎてしまっていたり、食べすぎてはいなくても今までよりエネルギーを取り込みやすい体になっていたりする場合もあります。

運動をがんばっても自分自身の理想の状態に近づいていないのであれば、今の運動が楽しくて仕方ない場合を除いて、違う運動にシフトすればいいし、やめてしまっても全然問題はありません。

筋トレで、気になる箇所が太くなる!?

最近は成長ホルモンの分泌や基礎代謝アップを狙って、筋肉を増やすトレーニングを女性に勧めることも多いのですが、これはとても注意が必要で、**むやみやたらに筋力トレーニングを行うと、自分の理想とはかけ離れたスタイルになる場合があります。**

まったく知識がない状態で筋トレを行ってしまうことで失敗をするケースもありますし、パーソナルトレーナーなどによるマンツーマンでの指導を依頼する場合も、トレーナーの女性の美に対する考え方が異なる場合もあります。

実際、下半身太りを気にした女性がフィットネスクラブでトレーニングに励んだところ、筋力はついたものの、細くはならずむしろガッシリとしてしまった、という悩みも多く聞いています。

どちらにせよご自身の希望をしっかり伝え、価値観を一致させた上で実施しないと、気になる部分がより気になり、気にならなかったところまで太くなるといったことになるケースもあるのです。


皆さんの現在の姿は、生まれてきた元々の骨格と、日常生活の体の使い方と食生活によってできた体です。

何の知識もなく運動をするということは、気になる脚のラインや、気になる姿勢、二の腕や背中やお腹……と言ったコンプレックスを解消するどころか、余計助長してしまうことになりかねません。

脚を細くしたくてランニングを始めたら、逆に太くなった上に膝まで痛くなってしまったといってご相談に来られることだってよくある話なのです。膝が痛くなるというのは、運動のやりすぎという見方もありますし、体の使い方が正しくないという見方もあります。

どちらにせよ、むやみやたらに運動量を増やして消費カロリーを稼ぐというのはナンセンスであり、これは足し算の考え方です。

今ある時間をどう賢く使うかということを考えれば、運動は時間や回数を増やすのではなく効率を重視するべきですし、何よりこの本の主軸である、食生活を中心に考えるほうがよほど無駄もなく、安全で効果的だということは、言うまでもありません。

まず、**運動をたくさんしているのに全然痩せないという自覚がある人達は勇気を持ってバッサリと運動をやめ、食生活を考え直してみましょう。**

食べるために運動しているという人は、運動をやめることで食べたい衝動が減るということも期待できます。

食の改善は自分の食欲さえ変化させる可能性があるのです。

運動はせいぜい週2回まで

これは、フィットネストレーナーをやっていた時によくあったことなのですが、ダイエット目的でクラブに来られるお客様は「やっぱり週3〜4回はフィットネスクラブに来たほうがよいですか？」または「できるだけ毎日来ています」といった、いきなりフル回転、全速力で運動を始めようとする意気込みを持っています。

そういう場合、私達、運動指導者は「超回復」という理論を説明します。

超回復理論とは、人間の筋肉はトレーニングでダメージを与えて疲労させた後、回復に24〜48時間を要し、その後トレーニング前よりも強くなるという考えです。

つまり、**毎日運動を繰り返していても、筋肉は疲労し続け、筋肉量を増やすことができないので、トレーニングの効果が出にくい**ということです。

また、これはあるトレーニングに関する研究で、週1、週2、週3とそれぞれ筋力トレーニングを行った人の効果度合を調べたところ、週1よりも週2のほうが倍くらいの効果を示したのですが、週2と週3はさほど大きく変わらなかったという結果が出ています。

もちろん、週2よりも週3のほうが少しにしても効果があるのは間違いありませんし、トレーニング効果だけでなく、週2よりも1・5倍はカロリーの消費もできますから、できれば週3で続けるのに越したことはないだろうと思われるでしょう。

しかし、思い出してください。先ほどの足し算と引き算の話です。

これはデータがあるわけではないのですが、私の今までの指導経験上、毎日のように来ていた会員様であればあるほど、やがて退会してしまう率が高いのです。

もちろん、フィットネスクラブに行くと、あなた毎日来てるよね？という常連の会員様もいるのですが、そういう人達とは違い、突然見かけたと思ったら、次の日にも現れて、ジムからスタジオ、プール、サウナと設備を使い倒す人がいます。フィットネスクラブは月会費を払うと、使い放題なことが多いので、とにかく使えるものは使おうという考えからなのでしょう。

がんばる人ほどリバウンドする

しかし、**その考えこそがリバウンドを誘発する危険性がある**と言っても過言ではありません。

そもそも、なぜあなたの体は今この姿なのでしょうか？

それが、日々の無計画な食生活が作り出したものだったとすれば、こんなに無計画に「とにかく動きまくれば痩せるはずだ」という行き当たりばったりの考えでは、多少結果が出たとしても長続きせずに力尽きてしまい、何かのきっかけで通えなくなると、テンションが下がってまったく行かなくなってしまうでしょう。

そんなに運動にウェイトを置いてしまうと、エネルギー要求が強くなりすぎてお腹が空き、食べすぎ傾向にもなります。だからといって、ここも無計画に食事制限などをしてしまうと、前述したようにリバウンドを作り出す原因となってしまうのです。

事細かな計画を立てろというわけではありませんが、体はそんなに急に変化してくれませんから、3か月は通い続けることを目標に、続けられるペースでトレーニングを行うことが重要です。

週2で3か月であれば、通う回数で言えばたった24回。24回のトレーニングと、毎日の食事に少し気をつけるだけで、あなたの体は大変化を遂げることが可能なのです。もちろん、ここにパーソナルトレーナーなどの個人レッスンを加えれば、きっと理想の体により近づけることでしょう。

焦って行う急激なボディメイクは、体も変化についていけないばかりか、心もついていけません。

運動というものに特別な感情を抱いている人は、毎日の運動でどんどん自分の体が変化していくと思いがちですが、運動でも食事でも、体の変化はゆっくりです。

考えてもみてください。

あなたの今の体は急激に今の状態になったというよりは、知らないうちになっていたという感じではありませんか?

そうです。体の変化は気がついたらこんな感じになっていた……というくらい、ゆっくり起こるものですから、焦らずに3か月ほどの期間を見て、ある程度計画的に続けていくことが必要だと言えます。


運動の種類など、何が効果的で、効果的でないということを考えすぎないことも大事です。もちろん、トレーナーに習うことで安全で効果的なトレーニングができることは間違いありませんが、有酸素運動は筋トレの後が良いのかだとか、ランニングより水中ウォーキングが良いのか、だとかをシビアに考える必要はありませんから、まずは週1~2回、体を動かす習慣をつけるところから始めましょう。

この本の主軸にあるように、運動をメインではなく、あくまで食事をダイエットのメインに考えていれば、それでも十分体に変化を与えることが可能なのです。

ウォーキングと逆立ちのすすめ

さて、この章は運動についての章だったはずなのですが、あまり運動の話ができていません。

しかし、結論から言わせていただくと、**ダイエットという目的なのであれば、フィットネスクラブにまで行って運動をすることもない**、というのが私の考えです。

というのも、運動が好きで楽しいと思って行うのであればまったく問題ないですし、体にも良いですから、それ自体はものすごく良いことだと思います。

しかし、ダイエットのためにイヤイヤ運動するのであれば、さらにお金を払ってまでイヤイヤ行う必要などないと思うのです。お金を払うのであれば、それこそダイエット指導の専門家にお金を払うほうが効率的です。

それはトレーナーでも良いですし、栄養士やカウンセラー等のダイエットのスペシャリストに任せるべきなのです。

ウォーキングは無料《タダ》でできる

ともあれ、お金をかけずに何かできることは？　というと、単純にウォーキング。つまり、歩くことです。人間は立ったり座ったりするよりも、歩く姿勢が基本であるという説を教わったことがあります。つまり、**体の調子がどこか悪くなったら歩けば良い**のだという考えです。

もちろん、靴はハイヒールや革靴ではなく、しっかりとウォーキングができるシューズを使わないといけませんが、**積極的に歩くことを３か月間続けるというだけで、かなり体は変化します。**

これも、毎日何時間もやる必要はありません。毎日やるとすれば歩ける距離のワンメータータクシーをやめるとか、エスカレーターやエレベーターをやめて階段を使うという心がけだけでもかまいません。万歩計など成果が見えるツールを使ってみるのもいいですね。
今はスマートフォン用の歩数計や距離計測機能の付いているアプリもありますから、それらを上手く利用して、1日8000歩以上歩けるようにするだけでもかなりの運動量を稼ぐことができるでしょう。

この程度の軽い運動であれば、逆に体の調子は良くなりますし、内臓の機能や、体の代謝機能を向上させることも可能です。それだけの量をなかなかこなせないという人も、週2回だけ、30~60分程度で近所を散歩する機会を作れば、お金をかけずに運動できるきっかけになります。

それができないから太っているんだ!と言うのであれば、ダイエットのためだけならば、もちろん歩かなくてもいいのです。
ただ、**使わない体はどんどん退化していきます。**

立ちっぱなし、座りっぱなし、疲れたら寝る、を繰り返す生活をされている人達は、私達の自然な行為であるべき「歩く」が唯一できていないのかもしれません。

長生きに効く「逆立ち」

さて、もうひとつおすすめしたいのが**「逆立ち」**です。

子どもの頃はやっていたけれど、大人になってからはまったくやっていないという人も多いのではないかと思います。

逆立ちは、近年アンチエイジングにもとても良いと言われていて、**毎日逆立ちをしていると長生きする**とも言われています。

私達人間は二足歩行をする動物ですが、かつての祖先は、四本足で歩いていました。今便利に使っている器用な手は、昔は足として地面についていたのです。つまり、機能としてはその手で体を支えることが可能だったということです。

逆立ちは、単純に立っている時にバンザイをして、それを反転させたものだと考えると簡単です。もちろん、腕は普段自分の体重を支えることなどしていませんから、体重という負荷をすんなり乗せるのは、一般の人には少し難しいですね。

壁を使った倒立であれば、不安もなくできるでしょうから、一度壁に向かって逆立ちをしてみましょう。その場合、脚の筋力がない人は地面を蹴って壁倒立さえもできないのではないでしょうか？

女性はこのような方がとても多いのですが、足を持ってもらって壁倒立ができたとしても、その次が問題です。

腕で自分の体重を支えられず、肘がフルフルと震えてしまうわけです。これも、しっかり体重を乗せるということができなくなっているということですね。体重が腕に対して重ければ重いほどつらいということもありますから、体重が標準以上の人は、無理はしないほうが良いでしょう。

逆立ちができたとしてその次に問題になるのが、持続時間。だんだん頭に血が上ってきて、顔が真っ赤になってしまいます。

しかし、脚は普段これと同じように血が溜まったりすることはありませんね。なぜでしょうか？

それは、**「ミルキングアクション」と言って、筋肉が静脈にある血液をポンプ作用で心臓に戻してくれている**からなのです。

つまり、腕や首の筋肉に、そのように血液を心臓に戻す力がないと、どんどん血液が下に降りて行って、つらい、ということになってしまうのです。

実は、逆立ちも毎日のように続けてやっていると、その状態に体が慣れてきて頭に血が上っていたのが楽になってきたり、体を支えるのもさほどつらくなくなってきます。

これが適応というものなのですが、こうなってくると、上半身が下半身のように血液を心臓に戻す力をつけて肩こりが楽になったり、女性であれば二の腕がスッキリしてきたりすることもあります。

■図9　逆立ち

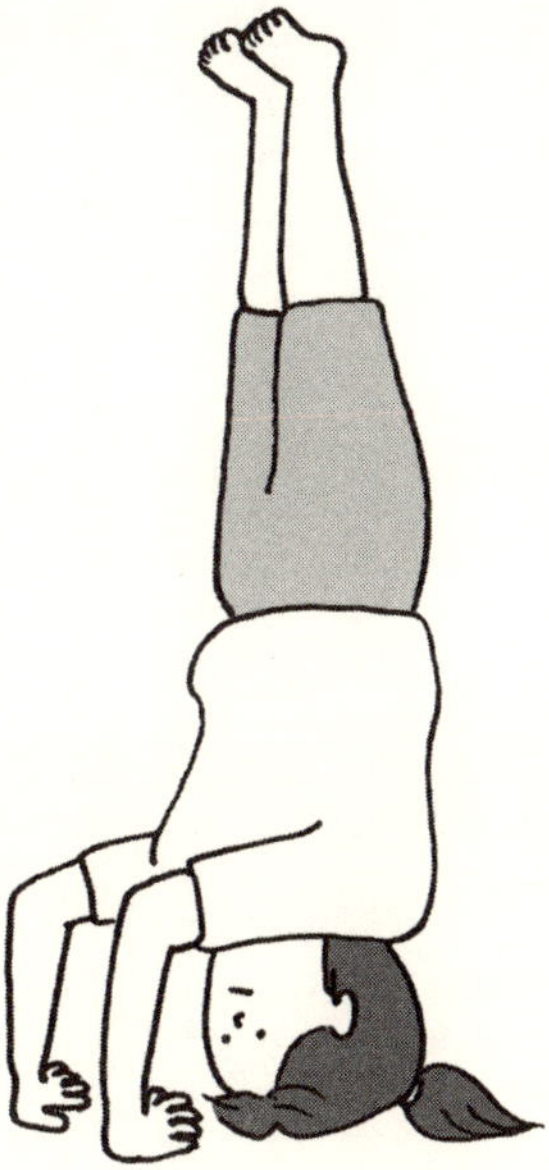

頭のてっぺんを地に着ける3点倒立のほうが比較的楽に行える。壁を補助にするとやりやすい。それでも難しい人は、壁側に顔を向ける方向に（通常とは逆に）手をついてから、壁に足を着いて登るようにしてもよい。いずれの場合も十分に広い場所で、補助をつけるなど、ケガのないよう気をつけて行う。

そして、**内臓が引き上がったり、顔のむくみが取れたり、下半身などのむくみがスッキリしてきたり**といったことも起こります。

逆立ちをして歩けというわけではありませんが、逆立ちをすることで筋力が強化され、将来肩が上がらなくなるということも防げますし、キツい筋トレマシンなど使わなくても、上半身を効果的に鍛えることが可能です。

逆立ちはさすがに……という人はまずは手に体重をのせるところから。腕立て伏せの状態で静止するだけでもかまいません。1分ほどできるようになったら、足をイスなどの高いところに置いて負荷を増やすだけでも効果的です。

このように、ウォーキングと逆立ちだけで運動としては十分である、という結論に私は達しました。

もちろん美しいスタイルを作るという目的なのであれば、もっと効果的なトレーニングをやっても良いでしょう。

美しいスタイルは運動で作り、体重やサイズを減らしたいのであれば、食生活を中心に改善していくという大前提を理解して、今一番、自分に必要なことを少しずつ積み上げて3か月後の変化を目指してください。

ストレス食いはメンタルが弱いから？

急激に太ってしまう人の原因のひとつとして、ヤケ食い・ドカ食いがあります。そして、ヤケ食い・ドカ食いする理由として、「ストレスのせいです」という人がとても多いですよね。

ですが、実はストレスで痩せることはあっても、ストレス自体で太ることはまずありません。正しくは**「ストレスが溜まるとヤケ食いで解消しようとして太ってしまう」**という表現が適切でしょう。

まずこの時、間違っているのは「ストレスを無くそうとする考え方」。なぜなら、生きているかぎりはどんなストレスもなくならないからです。

そもそも、ストレスの量なんて測定できるものではありませんし、イライラしてはいけない！　などと思っていること自体がストレスだったりするわけです。

何かが上手くいかない時、急に不幸なことが起きた時、これから起こることに不安な時……仕事でもプライベートでも、**人は常にさまざまなストレスにさらされていますから、それをゼロにすることは不可能なのです。**

なぜ人はストレスが溜まるとたくさん食べてしまうのでしょうか？　という前に、人間と異なり理性のない動物であれば、通常目の前に食べ物があれば食べてしまうのが普通であることを知っておきましょう。そして、食べ始めれば、満足するまで食べ続ける……というのも普通です。野生の動物の行動は、乱暴な言い方をすれば常に食べ物を探して動き回っているにすぎません。

よく考えてみると、野生の動物は肥満にはなりません。肥満になるのは、人間と人間に飼われているペットや家畜ぐらいでしょう。

これらの共通点としては、お腹が空いていなくてもすぐに食べ物が手に入り、食べることができてしまうところでしょうか。そして必要以上に食べすぎることができるという共通点もありますね。

私自身もそうなのですが、普通の人はよほど強固な意志力を持っていないかぎり、嫌いな食べ物でなければ、目の前にある食べ物をつい口にしてしまいます。当然です、人間も動物なのですから。

このような仕事をしていますから、私は普段スナック菓子を食べることはありません。でも、目の前で袋の封が開いていれば、一口食べ、それが止まらなくなってしまうでしょう。

ジャンクフードを買わない・置かない

つまり、私も生活環境さえ悪ければ太ってしまう可能性があるといえるのです。しかし、幸いそんなことにはなりません。

理由はもちろん目の前にそういう食べ物がないということと、買いもしないので食べる機会がないからです。

このような時、一緒に住んでいる家族がいつもお菓子を買い置きしてしまうという場合や、仕事で食べ物をもらう機会が多いという人はとてもつらい環境だということがうかがいしれますね。

せっかくお菓子を食べすぎないようにと自制していても、こういう環境であれば何かの大きなストレスがキッカケでそのタガが外れてしまえばすぐにヤケ食いにつながってしまうのです。


まずは環境を整えること。

家族に協力をしてもらえるのはベストですが、自分自身でコントロールできる範囲で**お菓子や太りやすい食べ物を買わない、買い置きをできるだけしない、もらっても他人にあげる、ということを心がけてみましょう。**

ヤケ食いといっても、いくらストレスが溜まっても、目の前にブロッコリーがあったとしてそのままかぶりつく人はいないでしょうし、冷蔵庫の納豆を山ほど食べるという人も珍しいかと思います（むしろ、納豆のドカ食いでストレスが解消できるのであれば、太らない可能性が高いですからそうしてもらいたいですが……）。

とにかく買い置きしてはいけないのは、スナック菓子に代表される、開けてすぐに食べられるタイプの加工食品。

これらは栄養がまったくないだけでなく、コンビニなどですぐ手に入るということからも食行動的にも危険です。コンビニやスーパーに行った際、調理せずにすぐに食べられる食品には手を出さないことが大切です。

ヤケ食いを防ぐ、たった2つの習慣

そしてもうひとつ、大事なことがあります。ストレス解消の矛先を食事やお酒などにせず、違う発散方法を作ってしまうことです。ストレス発散は「食べる」こと以外でもできますよね？　カラオケや映画鑑賞、友人に相談、アロマテラピー、マッサージや衣類の買い物など、いくらでもあります。

では、ここでまとめましょう。
ヤケ食い・ドカ食いを防ぐ食行動として大切なのは、

●食以外に気を反らせることができる趣味を見つけてやってみる

●まず買わない、家に置かない

そもそも、ストレスを「食」で発散する人にかぎって、さんざんヤケ食い・ドカ食いしたあとに、食べすぎてしまったという後悔やガマンできない自分に対する自己嫌悪といったネガティブな感情に見舞われます。そして、ストレスが増幅していくのです。

そういった悪循環を断ち切るために、この2つの食行動を守っていきましょう。

カラダの声を聞いて食べる

どうしても食べてしまうという食行動は、意思の弱さだけが原因ではありません。本人の食に対する向き合い方も原因のひとつだと思います。

ダイエットというと、食べることを制限して耐えることと考えがちですが、実際は違います。とことん食にこだわり、食を楽しむことができれば、太ることなどありません。

第2章のチョコレートの話でもふれましたが、食べたいなら最高級のものを楽しむほうが、幸福感があると思いませんか？

肥満になりやすく、食に対する価値観が低い人は、どんなものでもたくさん食べて、とにかく胃袋をいっぱいにすることを目的とします。

一方、**食に対して真剣に向き合う人は味覚が満足できる限度を知っています。**

太る食事を選ぶ人で多いのは、本人は自覚していないことが多いのですが、そもそも本当に美味しいと思うものを選択していないことが多いのです。

どういうことかというと、血糖値を上げたい、とにかくお腹をいっぱいに満たしたいという目的のまま食事をすると、低N／Cレートのいわゆるジャンクフードを選択しがちです。

しかし、そんなもので胃袋を満たしたり、血糖値を上げたりしても、結局は本当に身体がほしがっている栄養素が入ってきていないわけですから、細胞が空腹と認識し、もっと食べたいというシグナルが止まらないのです。

そして、その細胞の声が聞こえない人は、さらにスカスカの栄養素の低い食べ物を食べ続けるという結果になります。

袋に入ったポテトチップスを最後の1枚まで美味しく食べているというのであれば、それはそれで良いとします。ただ、皆さんも経験があると思いますが、たいていの場合は袋半分くらいで味覚的には満足しているのに、後半は惰性で食べつづけているということはないでしょうか？

テレビを見ながらやゲームをしながら、仕事をしながらなど、どうでもいいものを楽しまずに惰性で食べている人が、本当に食べることが好きといえるのでしょうか。どうせ食べるのであれば嗜好品は楽しんで食べてもらいたいものです。

本当に食べるのが好きなのであれば、病気にならずに美味しいものを食べるために、そのペースと種類を考えて行動していきましょう。

第4章
まとめ

◎運動をやめると体重が落ちる
◎運動は多くても週2回まで
◎「逆立ち」は長生きに効く
◎「食」をストレス解消に使わない
◎本当に美味しいと感じるものを食べる

コラム

読むだけで痩せる⁉ おすすめ漫画

食べるものが、今のあなた自身のカラダを構成しています。だからこそ、自分のカラダに満足していないのなら「食」を変えるしかありません、というお話をここまで続けてきました。

私自身、甘いものやジャンクなものを食べることはあります。実際、以前は大好きでよく食べていて、一度手が出るとなかなかやめられませんでした。

そんな私の「食」への向き合い方を根こそぎ変えてくれたのが1冊の漫画との出会いです。

「玄米せんせいの弁当箱」（魚戸おさむ・北原雅紀著・小学館）

友人がSNSでおすすめしていたのを見て、ピンと来て購入したこの作品。一気に読み終え、気がついたときには涙があふれていました。

「食べることは生きること」というキャッチコピーなのですが、主人公の結城《ゆうき》玄米《げんまい》という農学部の大学講師が学生たちに食の大切

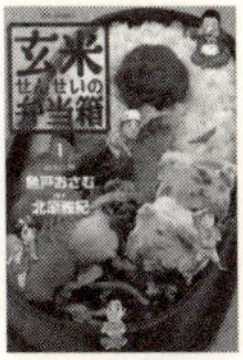

「玄米せんせいの弁当箱」

魚戸おさむ・北原雅紀著
小学館

さを伝えていくというのがメインストーリーです。

　そこでは、現代の食の乱れや、若者の孤食、家庭での共食の減少など、社会的な背景はもちろん、私達日本人が大切にしてきた食文化や、食との向き合い方などが毎回テーマになっており、食とは何かを深く考えさせられます。

　玄米先生に次のような言葉があります。

「どうして人間はみんなで食卓を囲むんだろう？　それは家族の大切さを知っているから。みんなで囲む食卓は、家族の愛情を確認できる一番の場所だからじゃないだろうか？　だけどそれが今の日本で崩れて来ている。イスラムにこんな諺がある。〝ひとりで食事する者はひとりで窒息する事になる〟。みんなは息が詰まるような食事をしたいかい？」

　書籍では、どうしても栄養素や理屈ばかりの話になりますが、漫画はストーリーとして鮮明に訴えかけ、そして食の大切さが直接伝わってきて胸を打ちます。

　毎日の「食」を変える必要性を頭では理解しているけれど、心ではまだ腑に落ちていない、という方にとくにおすすめです。

エピローグ　ダイエットで得た結果を維持し続けるために

さて、本書では「ダイエット」について、これまでの指導経験を通じて私が得てきたセオリーを率直にお伝えしました。

飽食の現代にあって、誰しも関心のある「ダイエット」ですが、そもそも、この言葉についてご存じでしょうか。

ダイエット（Diet）の語源は、ギリシア語の「生活様式」「生き方」を意味するDiaitaという言葉からきているとされています。本来「健康的な体型になるための食事療法または食事そのもの」を指す言葉なので、痩せすぎの人が食べる量を増やして体重を増やし、適正体重に戻すことも「ダイエット」といいます。

しかし、先進国ではほとんどが肥満者の体重を減らすことに使われるので、「食事制限による減量」というイメージがついてしまいました（日本ではさらに極端な解釈され、「ダイエット＝減量」ととらえられていますね）。

実際には、ダイエットとは食事療法そのものを意味するので、運動は含まれません。**食事制限をするのではなく、食生活を改善することこそがダイエット（食事療法）**です。言ってみれば、「ダイエットは食事10割」が正解ですね。

では、「〇〇食べるだけダイエット」は食事療法でしょうか。疑問です。

昨今問題になっているのが、リテラシーの低下です。例えば、その情報が正しいかどうかを追求せず、テレビや雑誌でいいと言われたことに飛びつき、あの食材が良いと報道されればスーパーやコンビニからその商品が姿を消す……という現象が毎年のように起こります。

これをヘルス・リテラシーの低下として、私は危険視しています。

では、皆さん「リテラシー」という言葉についてご存じでしょうか？

最近では、情報リテラシーやネットリテラシーという言葉もよく耳にするようになりました。Literacy とはもともとは「書き言葉を正しく読んだり書いたりできる能力」という意味でしたが、現在では「適切に理解・解釈・分析をし、また記述・表現をする能力」という広い意味で用いられるようになりました。つまり、「正しく認識する能力」と言えばわかりやすいでしょうか。

現代はインターネットを始め、テレビ・新聞・雑誌・広告などで簡単にいろいろな情報が手に入ります。その情報は他者に親切に教えるため、というよりは、情報の提供者に利益があるように流されることがほとんどです。

もし、テレビ番組で流れている情報だったらそのスポンサーが何者なのかを知っていたうえで判断するべきですし、ネット上で流れている情報も、根拠や出処も調べておかないと、単なる嘘や悪質なデマだというケースもあるのです。

「〜と考えられる」「〜が期待できる」という表現は、断言していませんから、必ずしも正解だとは限りません。

これは、本書でも同じです。栄養学をはじめ科学は日進月歩で、未だ正解は見つかっていません。私自身も、自分なりに勉強した知識や情報、および日々のお客様への指導や自分の体感を元に事実をお伝えしていますが、なかには今後間違いだと指摘される部分もあるかもしれません。

実際、肉食や菜食どっちがいいか？マクロビオティックやローフードなどの中で、どれがいいのか？という問いに対する正しい答えも存在しません。言えるのは、この方法で体調が良くなった人もいるということ。もしかしたら、人種や体質によって結果が異なるのかもしれませんし、ともかくまだまだ不明なことが多いのです。

考えるべきは、新しいダイエット法やダイエットフードが出たからといってすぐに飛びつき、自分の生活に取り入れるのではなく、すでに自分の日常になじんでいる悪習慣を排除していくやり方です。

つまり**引き算の考え方**です。

私はピラティスなどの運動も指導していますが、一方で女性を中心にメンタルや食生活のアドバイスも含めたダイエット指導も行っています。クライアントの中にはモデルや女優といった美しいスタイルが資本の方々も多くいるのですが、そんな皆さんに、指導を行って実感するのが、**これをしなかったから&これをやめたから、良い結果が出たというケースが非常に多い**、ということです。

本書でご紹介したような**太らない生活をしているだけで、どんどん理想の体重に近づくだけでなく、みるみる健康になっていきます。そして、精神状態も安定していく方々が多いことも見過ごせない事実です。**

本当に体に良い食生活を送れば、体も心も良い状態になれます。

本書をお読みになった皆さんが、それを受け入れ、食生活から自分を変えるというきっかけをつかんでいただければ幸いです。

最後になりましたが、本書の執筆にあたって、全面的にご協力をいただいたアマルゴンの宮崎綾子さん、ディスカヴァーの石橋和佳さん、そしてレシピ協力をしてくれた妻に、心から御礼を言いたいと思います。

森拓郎

特別付録

カラダをリセット!
おすすめレシピ

リセットする１週間メニュー

	4日め	5日め	6日め	7日め
	フルーツ	サラダ（生野菜）	玄米おにぎり	フルーツ
	玄米ごはん、肉じゃが ほうれん草のゴマ和え、味噌汁（わかめ）	鶏肉と厚揚げの照り焼き丼、きんぴらごぼう、味噌汁（ほうれん草）	もやしのシャキシャキつくね丼、キャベツのナムル	和風あんかけオムライス、ブロッコリーのじゃこサラダ
	ナッツ（無塩・無油脂）	干しいも	ダークチョコレート	ナッツ（無塩・無油脂）
	豆とほうれん草のカレー、トマトサラダ	玄米ごはん、お豆腐のハンバーグ（おろしポン酢）、味噌汁（ワカメ、油揚げ）、タマネギと桜えびの甘辛炒め	玄米ごはん、チキンのトマト煮、さっぱりポテトサラダ、味噌汁（豆腐、えのき）	玄米ごはん 豆乳シチュー 小松菜とえのきの煮びたし

〈マゴワヤサシイ〉で体をリセット

現代の食生活に慣れてしまうと、栄養がないものや、過度に油分・塩分の強いものに慣れきってしまう、いわば感覚が狂った状態になっています。第３章でお伝えしたとおり、マゴワヤサシイを使った食事で、その狂った感覚は治すことができます。上記のスケジュールはあくまで理想で、毎日このとおりにすることは難しいでしょう。ですが、玄米＋味噌汁＋副菜を心がけるだけでもかなり味覚と体調が変わります。224ページから簡単に作れる基本レシピをご紹介しましょう。

「マゴワヤサシイ」でカラダを

	1日め	2日め	3日め	
朝	フルーツ	サラダ(生野菜)	ひじきおにぎり	
昼	玄米ごはん、なめたけ入り納豆、味噌汁(しめじ)、切り干し大根の煮物	玄米ひじきチャーハン味噌汁(油揚げとタマネギ)、小松菜のからし和え	アボカドとトマトのユッケ丼、味噌汁(大根)、ニンジンとタマネギのゴマ味噌	
おやつ	ナッツ(無塩・無油脂)	ダークチョコレート	干しいも	
夜	玄米ごはん、ひじきの煮物、豚汁、納豆(えのき)	玄米ごはん、あっさり麻婆豆腐、小松菜のゴマ和え、ワカメスープ	"玄米ごはん、かぼちゃの煮物、鶏胸肉の治部煮 味噌汁(ワカメ)	

マ:**豆類**(味噌/納豆/豆腐/大豆/小豆/高野豆腐/湯葉)

ゴ:**ゴマなどの種子類**(ナッツ/くるみ/アーモンド/カシューナッツ)

ワ:**ワカメなどの海藻類**(ひじき/昆布/もずく/のり/寒天)

ヤ:**野菜類**(緑/黄色中心)

サ:**魚類**(小魚/背青魚)

シ:**シイタケなどのきのこ類**(舞茸/エリンギ/えのき等)

イ:**イモ類**(さといも/さつまいも/やまいも)

基本の
汁物

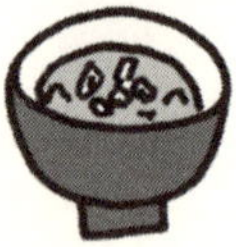

味噌汁（煮干しだし）

［材料（２人分）］
煮干し…… ２～３尾
水…………茶碗３杯分

❶煮干しの臭みが苦手な方は、頭とハラワタを取り除く。（生臭さと苦みの原因となるので）
❷鍋に分量の水とともに入れて、火にかける。
❸煮干しは入れたまま、もしくは味噌を溶かす前に取り出す。そのまま食べてもOK。

＊鍋に水と煮干しを入れて、冷蔵庫で半日以上置いてもだしはとれます。その際は、煮出す必要がないのでそのまま味噌汁を作ります。
＊だしの濃さは、煮干しの大きさによって調整して下さい。
★煮干しが面倒な時は、粉末の煮干しだしを使うと簡単です。

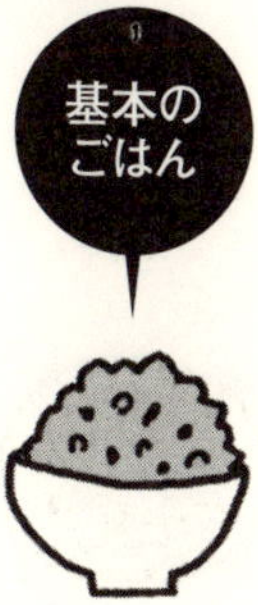

玄米ごはん（炊飯器の場合）

［材料（２人分）］
玄米……… １カップ（約150グラム）
水………… 玄米の1.5～1.8倍（お好みで）
海塩……… ひとつまみ（お好みで）

❶たっぷりのお水で玄米をこするように洗う。もみがらなどが浮いてくるようならば捨てる。２、３回繰り返して水のにごりが薄くなるまで洗う。
❷水をよく切ったら、炊飯器の内釜に分量の水（お好みで海塩をひとつまみ）と玄米を入れ、スイッチを押す。
❸炊きあがったら、しゃもじで大きく底から上へと返す。

＊玄米は、夏は６時間、冬はできれば12時間は水につけてから炊きましょう。
＊玄米モードのついていない炊飯器の場合でも7～9時間浸水させておくと、ふっくらと炊き上げることができます。
★玄米は白米に比べて農薬が多く残っている可能性があるので、無農薬のものを使いましょう。

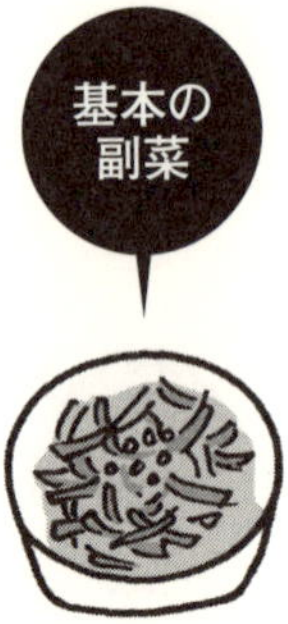

きんぴらごぼう

［材料（２人分）］
ごぼう…… １本
ごま油…… 大さじ１
醤油……… 大さじ１
みりん…… 大さじ１
いりごま… 好きなだけ

❶ごぼうは、ささがきか細切りにして、さっと水にさらす。
❷フライパンにごま油を入れ、ごぼうがしんなりするまで炒める。
❸醤油とみりんで味を調えたら、最後にいりごまを混ぜる。

★ニンジンの細切りを加えたり、ちりめんじゃこを一緒に炒めても美味しいですよ。

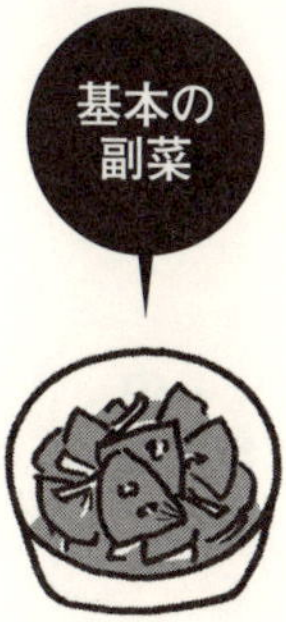

ニンジンとタマネギのゴマ味噌

［材料（２人分）］
ニンジン…………１本
タマネギ…………1/4～1/2個
オリーブオイル…ひとまわし
味噌………………小さじ１
お酢………………小さじ１
すりごま…………好きなだけ

❶ニンジンは縦半分に切り斜め薄切り、もしくは薄めのいちょう切り。
❷タマネギは縦半分に切り、薄切り。
❸鍋にニンジン・タマネギを入れ、オリーブオイルをひとまわしかけ、味噌を上にのせる。
❹蓋をして弱火にかけて、焦げないようにゆっくり蒸す。ときどきかき混ぜる。
❺ニンジンに火が通ったら全体を一度しっかり混ぜて、お酢を加える。
❻水分が飛んだら火を止めて好きなだけすりごまを入れる。

基本の
副菜

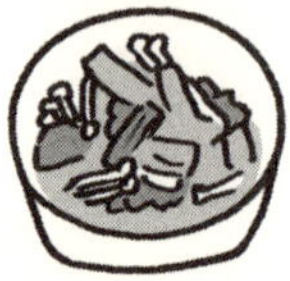

小松菜とえのきの煮びたし

［材料（２人分）］
小松菜…… １束
えのき…… １袋（小さいサイズ）
煮干し…… ２～３尾
醤油………小さじ１
みりん……小さじ１
水…………100cc

❶小松菜は3cm幅くらいに切って、洗っておく。
❷えのきは、石づきをとり半分に切ってほぐしておく。
❸フライパンに、水・煮干しを入れ火にかける。
❹沸騰したら、小松菜とえのきを入れ、蓋をして蒸す。
❺全体がくたっとしたら、醤油とみりんで味を調える。

★えのきの代わりに、油揚げやちりめんじゃこ、桜えびなどを使っても美味しいですよ。

基本の
主菜

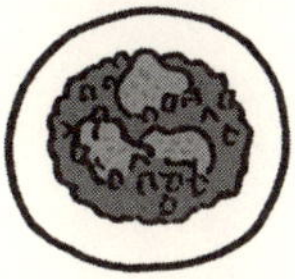

チキンのトマト煮

[材料（２人分）]

鶏胸肉…………………………１枚

〈鶏肉の下味用〉

塩 ……………………小さじ1/2

酒 ……………………大さじ１

片栗粉 ………………大さじ１

砂糖・醤油・みりん・酢……各大さじ１

トマト缶……………………1/2缶or小さいサイズ

❶鶏胸肉は皮をとって、そぎ切りにして、ビニール袋かボールに入れる。

❷塩と酒を加えてもむ。さらに片栗粉も加えてよくもむ。

❸フライパンに、調味料とトマト缶を入れて火にかける。

❹沸騰してきたら鶏肉を加え5～10分、鶏肉に火が通るまで煮込む。

★タマネギのすりおろしやみじん切りを足すと美味しい。

★鶏肉を油で焼かないので、とてもヘルシー。下処理をすれば、胸肉もプリプリの食感です。

本書は、Impress Business Development合同会社が発行する
電子書籍「運動指導者が断言！ダイエットは運動1割・食事9割」
（impress QuickBooks）に大幅加筆・修正を加えた改訂版です。

運動指導者が断言!
ダイエットは運動1割、食事9割

発行日 2014年2月20日 第1刷
2014年5月25日 第5刷

Author 森拓郎（レシピ監修：高橋敦子）

Book Designer 轡田昭彦＋坪井朋子
Illustrator 村山宇希（ぽるか）

Publication 株式会社ディスカヴァー・トゥエンティワン
〒102-0093 東京都千代田区平河町2-16-1 平河町森タワー11F
TEL 03-3237-8321（代表）
FAX 03-3237-8323
http://www.d21.co.jp

Publisher 干場弓子
Editor 石橋和佳（編集協力：アマルゴン）

[Marketing Group]
Staff 小田孝文 中澤泰宏 片平美恵子 吉澤道子 井筒浩
小関勝則 千葉潤子 飯田智樹 佐藤昌幸 谷口奈緒美
山中麻吏 西川なつか 古矢薫 伊藤利文 米山健一
原大士 郭迪 松原史与志 蛯原昇 中山大祐 林拓馬
安永智洋 鍋田匠伴 榊原僚 佐竹祐哉 塔下太朗
廣内悠理 松石悠 安達情未 伊東佑真 梅本翔太
奥田千晶 杉田彰子 田中姫菜 橋本莉奈
Assistant Staff 俵敬子 町田加奈子 丸山香織 小林里美 井澤徳子
橋詰悠子 藤井多穂子 藤井かおり 福岡理恵 葛目美枝子
竹内恵子 熊谷芳美 清水有基栄 小松里絵 川井栄子
伊藤由美 伊藤香 阿部薫 松田惟吹

[Operation Group]
Staff 松尾幸政 田中亜紀 中村郁子 福永友紀 山﨑あゆみ

[Productive Group]
Staff 藤田浩芳 千葉正幸 原典宏 林秀樹 石塚理恵子
三谷祐一 大山聡子 大竹朝子 堀部直人 井上慎平
本田千春 木下智尋 伍佳妮 リーナ・バールカート

Proofreader 文字工房燦光

Printing 共同印刷株式会社

ISBN978-4-7993-1461-6